39~63歲 圖解 更年期 全書

婦科權威 & 美容師親身經驗
從**荷爾蒙**帶你輕鬆了解
症狀／療法／舒緩／調理／美容

「閉経」のホントがわかる本 更年期の体と心がラクになる！

対馬瑠璃子・吉川千明 著　李友君 譯

Index

許多更年期世代的不適、疾病或身體部位的名稱等，凡是想知道的事情和不懂的關鍵字，就先查索引再說！
（　）內的數字表示辭彙在圖表當中。

停經與更年期關鍵字索引

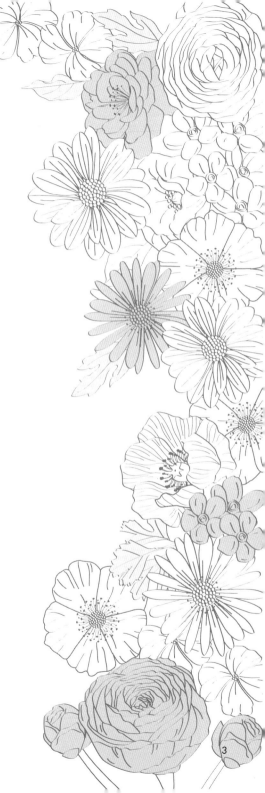

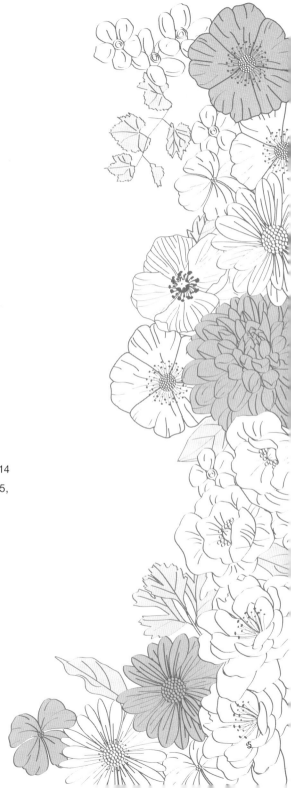

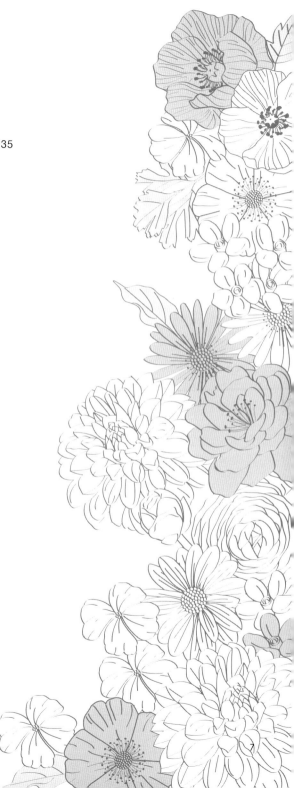

Prologue

我們開設
「女性荷爾蒙補習班®」講座，
已經是將近20年前的事了。

女性荷爾蒙關係到身體與心靈。

要是不了解這一點。

就無法解決停經前後來襲的不適。

而若沒有好好面對更年期，

以後的人生就不能活得精彩。

我們想用自己的話傳達這項訊息，

於是就開設了「女性荷爾蒙補習班®」。

女性荷爾蒙會在停經前後急速銳減，

幾乎接近於零。

荷爾蒙開始減少時，沒有荷爾蒙的狀態會讓身體吃一驚，

產生各種反應，出現意料之外的不適。

當停經前後這10年的「更年期」期間結束，

找到屬於自己的平衡時，

要是能夠開朗地說出

「更年期的時候就是這麼回事」就好了。

更年期讓人身心煎熬的事情太多，

有些人在結束時會精疲力盡，形神枯槁，

無論如何要避免這一點。

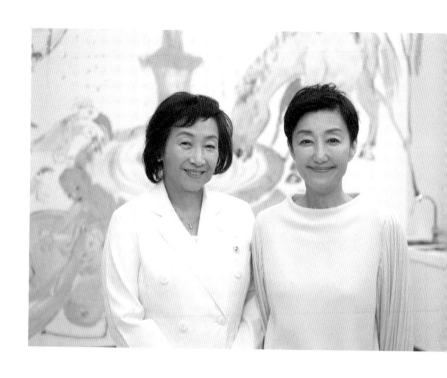

「女性荷爾蒙補習班®」已經舉辦超過145次。
明明只是談論荷爾蒙的話題，卻還有新的發現。
這本書總歸來說，就是期盼各位也能藉由更年期這段過渡期，
獲得五花八門的新發現。

女性荷爾蒙
實在很深奧。

令和的時代。

「更年期」這段時期，

不知不覺就成了女性人生的中途站。

二戰前日本女性的平均壽命是50歲。

當時停經來臨的平均年齡和現在沒什麼變，

就在50歲前後。生養好幾個小孩，

個個都離巢獨立時，自己50年的人生也會完結。

所以也沒有必要擔心更年期，

停經時人生就正好結束。

雖然前面談的是昭和初期，但也已經是70～80年前，是相當晚近的事。

人生百年的時代。

停經以後的人生還有一半。

之後的一半要怎麼活？

屆時要由妳思考這個答案。

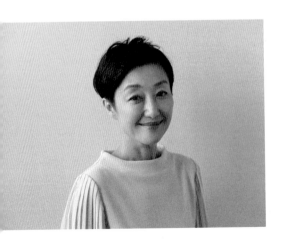

吉川千明

Chiaki Yoshikawa

生於1959年，美容師，有機專家，更年
期諮詢師。從90年代起參與開創好幾
件品牌，是在日本推廣有機化妝品和植
物美容的自然美權威。從2020年起在
対馬瑠璃子女性生涯診所銀座總院主持
「更年期諮商門診」。
https://chiakiyoshikawa.com

頸部酸痛得厲害，所以該去骨科嗎？而且還會暈眩，所以該去內科嗎？

憂鬱的心情久久不散，那就該去心身醫學科嗎？

有人覺得有多少病就必須看多少醫生，

然而停經前後的不適，不是靠頭痛醫頭腳痛醫腳就能解決的。

既然身心狀況是受到女性荷爾蒙衝擊而變差，

衡量時就要以女性荷爾蒙為中心。

対馬瑠璃子

Ruriko Tsushima

生於1958年，対馬瑠璃子女性生涯診所銀座總院院長，婦產科醫生，醫學博士。專長為周產期醫學與女性醫療（婦女健康，Women's Health）。她本人設立「女性醫療網」，是從整體觀點探討女性身心與社會的關聯性，推動女性生涯健康的NPO法人，並舉辦各種啟蒙活動，提出政策建議。

https://w-wellness.com

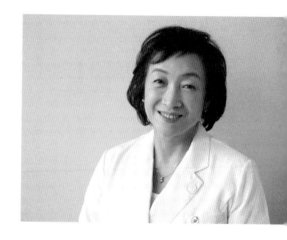

以停經為分界，自己虛弱的地方會陸續出現不適。

是遺傳的因素，或是生活習慣當中不均衡的部分……

我容易罹患什麼樣的疾病呢？家人的病歷呢？

我們要稍微留意這樣的事情，獲取知識。另外，

女性健康的問題
要先找**婦科**。
但願這會變成將來的常識。

目次

為什麼會發生難受的不適？
熱潮紅　多汗　燥熱　上火　盜汗／
畏寒／無力　容易疲勞　倦怠感
提不起幹勁／頭痛　偏頭痛　腦袋沉重／
心悸　氣喘　呼吸困難　喉嚨堵塞感　手抖／
暈眩　漂浮感　輕飄飄感　耳鳴　耳閉感

■更年期數值上升是理所當然
～膽固醇值與「性別差異醫療」

手指僵硬、變形　四十肩五十肩
關節痛　手臂和腿部麻痺　身體喀喀響／
肩膀酸痛　頸部酸痛　腰痛　背痛　肌肉發脹／
腹脹　腹痛　下痢　便秘　消化不良
逆流性食道炎／日益發胖　日益消瘦／浮腫／
眼部問題（眼部疲勞　視力朦朧　乾眼症）／
皮膚問題（乾燥或發癢　溼疹　斑疹）／
乳房發脹　乳頭疼痛／
宿疾惡化（高血壓　糖尿病　脂質異常症
哮喘　梅尼爾氏症　風溼等）

第 **4** 章
漏尿也好肥胖也好！不可或缺的
「骨盆底肌」護理 —— 81

骨盆和骨盆底肌的機制／骨盆底肌衰弱的原因是什麼？／
排尿問題（漏尿、頻尿）／也要小心有「骨盆臟器脫垂」之虞！／
骨盆底肌體操（凱格爾運動）／養成無意識就能使用骨盆底肌的習慣／

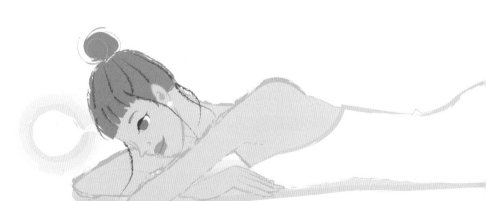

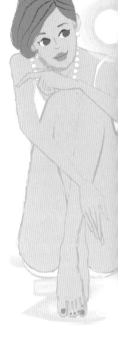

第 1 章

妳不知道的
停經
真相！

從前，「停經」這個詞就和「更年期」一樣
不會大聲說出來。
所以，長大後還相信錯誤知識
或都市傳說的人可多了！
當務之急在於學習正確的知識。
別讓其他人說什麼「日本女性的健教知識差」。
讓我們想像等在後頭的美妙人生，
光明正大地分享「停經」的相關知識。

近年日本女性停經的實際狀況

年齡和過程本就因人而異！
個性十足的「停經」真相

「停經是什麼？」相信很多人一聽到別人這樣問就難以回答吧？停經就是月經永遠消失。正確來說，當卵巢的功能因老化而喪失，月經消失1年時，就會將「月經最後來潮之際」視為停經。比如去年9月有了月經之後，到了今天9月還沒有，就表示「去年9月停經了」。而最後一次月經來潮時則是停經年齡。換句話說，停經的時間要回顧過去才會知道。再者，停經的方式各有不同。過程追溯起來因人而異，實際上並沒有標準答案。

停經年齡　快則39歲，慢則63歲！

據說日本人的平均停經年齡為50.5歲，但這是幾年前的資料，所以這次就另外獨立調查。結果發現停經年齡快則39歲，慢則63歲，相差高達20歲以上！由此可知落差懸殊，個別差異很大。附帶一提，其平均值為50.8歲，略高於過去資料。另外，未滿40歲停經者則稱為「早發性停經」。

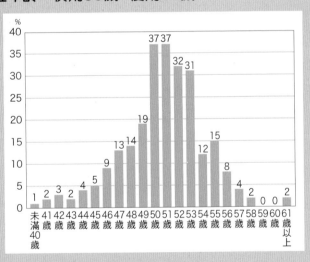

＊各項資料出自集英社紙本雜誌《MyAge》與網路媒體《OurAge》的讀者問卷調查（2020年2月實施／回答者252人）

從月經開始紊亂到停經的時間
為0天～8年半，因人而異

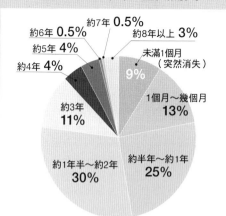

約6年 0.5%　約7年 0.5%
約5年 4%
約4年 4%
約8年以上 3%
未滿1個月
（突然消失）
9%
約3年 11%
1個月～幾個月 13%
約1年半～約2年 30%
約半年～約1年 25%

通常在女性荷爾蒙分泌減少的過程中，月經週期和經血量（出血量）會發生變化，最後完全不來……這是目前的「普遍認知」。但若詢問從月經開始紊亂到停經的時間有多久，就會發現實際上幾個月或持續8年半的人都有！反過來說，沒有發生任何變化就「突然不來」的人也有將近一成。由此可知個別差異仍然非常大。

週期的變化
變短、變長、變亂……都有可能！

變短	變長	變亂
16%	36%	48%

週期紊亂的模式形形色色，變短或不規則的人也意外地多。「週期一長就會自然消滅」的印象或許是個幻想。

出血天數的變化
馬上結束和流個不停……都很惱人！

變短	變長	變亂
45%	18%	37%

一般人往往想像在停經前夕，每次的月經天數也會變短。但現實是變短、長時間流個不停或忽長忽短的人都有，情況不一。

經血量的變化
有時會偏離「變少」的既定印象！

變短	變長	變亂
45%	30%	25%

經血量或顏色的變化其實也因人而異。血量慢慢減少的人確實最多，但曾在途中突然大量出血的人也多得驚人。

諸位前輩的停經故事

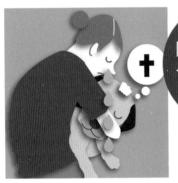

隨著愛犬一起告別
M.K.女士的故事
1

疼愛多年的愛犬上了天堂，讓M.K.女士每天以淚洗面。等回過神來才發現，從那之後月經一次都沒有來，留下大量的衛生棉。目前已知令人震驚的事件會形成壓力，影響女性荷爾蒙。有時還會提早停經。

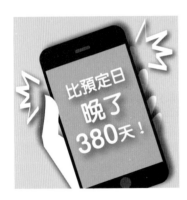

比預定日
晚了
380天！

A.M.女士的經血量逐漸減少，週期似乎也拉長了。等回過神來才發現，月經已經1年以上沒有來。她看到app顯示的訊息才察覺到停經。身體狀況也沒什麼變化，正好屬於「自然消滅」的停經模式。

等回過神來就自然消滅
A.M.女士的故事
2

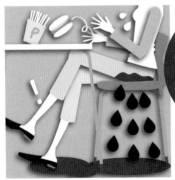

血海地獄
N.T.女士的故事
3

N.T.女士的經血量和周期都很紊亂。眼看快要停經之際，她和女兒一起走進速食店。這時N.T.女士突然覺得有什麼東西湧出來，結果發現自己身上大出血，白色的椅子和地板一片通紅。簡直就像破水一樣的「血海」狀態，讓店員也急忙趕來，差點就要叫救護車！

詢問經歷過停經的女性朋友,許多人的發展令人意想不到,
紛紛感嘆「竟然會這樣停經」!
這裡介紹幾則讓人印象特別深刻的停經真實小故事。

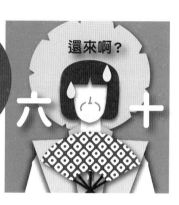

到了**60**歲
還持續報到
H.H.女士的故事

④

H.H.女士從年輕時月經就很
順暢,到了50幾歲後半才開
始紊亂。月經橫跨祖孫三
代,即使過六十大壽的日子
也正逢月經來潮。雖然有段
時間擔心「難不成這會持續
一輩子」,但在63歲就安全
停經。

每天擔心
要怎麼上
廁所
K.T.女士的故事

⑤

K.T.女士患有子宮肌瘤,所
以經血量會慢慢增加,即使
穿著像尿布一樣的內褲型
衛生棉,也會弄髒洋裝或椅
子。職場上也總是滴滴答
答,滿腦子都在想什麼時
候該上廁所。後來好不容
易停經,心中才放下一塊大
石頭。

D.Y.女士的週期和血量都不
規則,完全不曉得什麼時候
會來潮。量會很多嗎?會拖
很久嗎?成天提心吊膽,驚
惶失措。情況讓人意想不
到,無法預定計畫,就像坐
雲霄飛車一樣驚險,過了2年
才有幸停經。

停經
就像坐雲霄
飛車一樣驚險?
D.Y.女士的故事

⑥

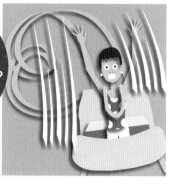

停經與更年期真正的關聯

「更年期」這項名稱就和**「青春期」**一樣，
是人人必經的生命階段。
更年期的定義為中間停經的前後5年，
總共10年。
要在停經以後，
才會知道自己的更年期什麼時候來。

　　偶爾會有人說「我沒有更年期」，但這不太正確，那個人應該說「我沒有出現更年期特有的不舒服症狀或更年期障礙」。因為更年期是每個女性都會造訪的固定期間，是某一段時期生命階段的名稱。

　　更年期是「停經前5年加停經後5年的這10年」（情況因人而異）。指女性荷爾蒙開始急遽減少，停經來臨，爾後荷爾蒙分泌幾乎歸零的期間。換句話說，停經後就會知道自己的更年期什麼時候來。

　　耳熟能詳的「更年期障礙」，意思是這段時期引起的各種障礙，並不是人人都會發生。假如程度不妨礙社會生活，就不會稱為障礙，而要叫做「更年期不適」或「更年期症狀」。我們要小心別把更年期和更年期障礙搞混了！

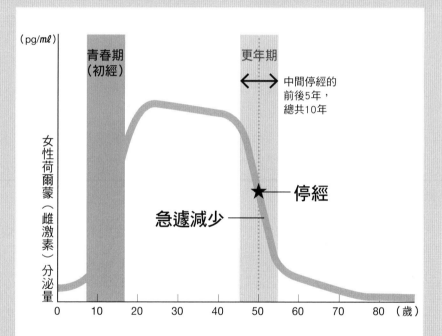

任誰都會來的更年期和停經

（pg/m ℓ）

青春期
（初經）

更年期

←→ 中間停經的
前後5年，
總共10年

女性荷爾蒙（雌激素）分泌量

★ ── 停經

急遽減少 ──

0　10　20　30　40　50　60　70　80　（歲）

青春期是8～17歲，截至18歲為止的期間。這時女性荷爾蒙（雌
激素）會急遽增加，身心產生巨大的變化。更年期時女性荷爾蒙
則會急遽減少。初經和停經會分別發生在以上階段。假如青春期
是培育「能夠產子之身」的準備期間，更年期就是慢慢習慣「無法
產子之身」的期間。

為了健康活過「人生百年的時代」，
就少不了女性荷爾蒙的知識

　　二戰前日本女性的平均壽命為50歲。停經年齡也將近50歲，所以「停經就等於人生的終點，結束身為女性的職責」。現代女性的壽命大幅增加，停經後人生仍然持續，要怎麼延長健康壽命呢？這與加強女性荷爾蒙的知識也有關係。

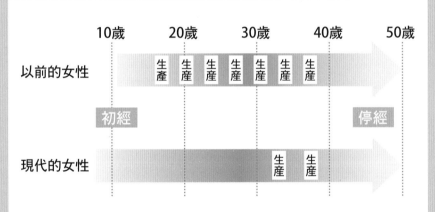

以前的女性和現代的女性生活方式大不同！

月經來潮的期間

以前的女性從年輕時就反覆懷孕和生產，一生經歷的月經和排卵次數估計約有50次。生完10個小孩之後，子宮和卵巢能夠休息的時間總共約20年。反觀現代女性即使產子也是1人或2人，子宮和卵巢能夠休息的時間僅僅數年。月經和排卵的次數一生約有500次，導致子宮和卵巢生病。而且以前女性的平均壽命為50歲。停經年齡與現代沒有差異，停經幾乎就等於壽命。如今是人生百年的時代，雖然女性特有的疾病在增加當中，停經後卻還有50年要活。

從女性荷爾蒙分泌量看生命階段

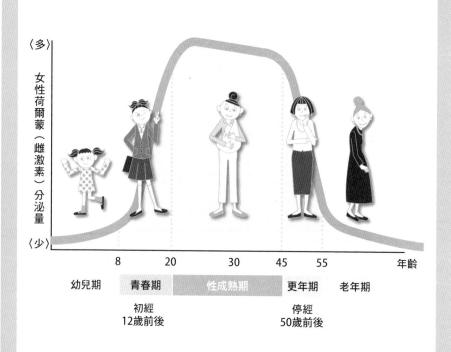

女性的身體終其一生都受到女性荷爾蒙的恩惠。尤其是雌激素的分泌量，更會因為女性的生命階段而劇烈變化，到了更年期就會像是從坡道滾下來一樣減少。所以女性在停經後的數十年間，幾乎沒有女性荷爾蒙，要在沒有防備的狀態下度日。

停經後的漫長人生要如何健康開心生活，而非臥病在床，是女性生為現代的課題。因此最重要的是獲得女性荷爾蒙的相關正確知識。

疑問‧提問‧單純的問題

我想知道更多！停經Q&A

 **初經（初潮）比較早的人，
停經真的也會比較早嗎？**

A 有人說「一生的月經次數早已固定」或「排卵的數量早已固
定」，不過說穿了，那些是都市傳說！初經（初潮）與當時的
體格（身高、體重及體脂肪）有關。為了懷孕，大腦會判斷
「差不多該培育卵子了」，接著開始分泌女性荷爾蒙，月經就
冒出來了。反觀停經則只是單純的卵巢老化。由此可知，初經
的年齡與停經的年齡沒有關聯性。

 **真正的停經方式是什麼？
為什麼每一種停經的模式都不一樣？**

A 停經的過程沒有什麼「真正」或「正確答案」。要說到異常的
停經，那就是40歲以前停經的早發性停經。每個人邁向停經
的經過或模式不同，正是「個性」和「環境」所致。比如對於
女性荷爾蒙的感受不同、自律神經、心理層面、當事人的身
體機能或體質等造成的差異。

26

可以預測停經的時期嗎？

A 可以。從雌激素（E2）和濾泡刺激荷爾蒙（FSH）的數值，或是檢測卵巢內殘餘卵子數量的卵巢年齡（AMH）數值即可推算。能夠自己做的預測方法就是量基礎體溫，假如高溫期消失，就證明停經將近。

婦科檢測的女性荷爾蒙值是停經期的指標。濾泡刺激荷爾蒙是大腦向卵巢發出的指令，數值愈高就愈接近停經。再加上雌激素分泌量低，即可判定為「更年期均衡」（參照P47）。

●從血液檢查測出更年期的預估值

更年期

雌激素（E2）**位於低點**
30pg/ml以下
＝女性荷爾蒙分泌不多

濾泡刺激荷爾蒙（FSH）**位於高點**
35mIU/ml以上
＝要卵巢分泌女性荷爾蒙的指令變多

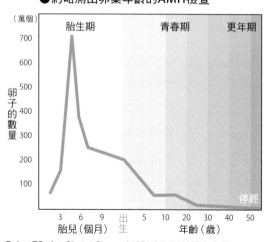

●約略測出卵巢年齡的AMH檢查

左圖為從胎兒到停經時的卵子數量平均值。停經將近，卵子的數量就會無限趨近於零。要像這樣檢測卵巢殘餘的卵子數量時，是以AMH（抗穆氏管荷爾蒙或抗穆勒氏管荷爾蒙的簡稱）的數值為標準。AMH可在女性診所藉由血液檢查測出，對於預測停經期也相當管用。

Baker TG：Am Obstet Gynecol.1971 Jul. 1;110(5):746-61

停經前發生月經紊亂的原因究竟是什麼？

A 原因在於卵巢的衰弱導致排卵無法順利進行，女性荷爾蒙（雌激素和黃體素）的分泌變得不穩。由於大腦催促老化的卵巢排卵，使得月經提前或反而遲遲不來，出血時流個不停，拖拖拉拉。突然大出血則是子宮內膜沒能順利剝離，變得太厚，又突然剝落的結果。

停經的前後會發生什麼樣的不適？

A 女性荷爾蒙開始減少後，大腦會持續向沒有反應的卵巢發出指令，自律神經或心情就會不穩。身處的環境或壓力等因素會變成觸發點，產生各種不適。不適的種類涉及多方面，甚至說所有的症狀都包含在內也沒問題。以下是許多人感受到的症狀前10名，請務必參考。

停經前後感受到的不適與症狀前10名

- 上火、多汗、熱潮紅
- 焦躁、低潮、抑鬱等
- 無力、容易疲勞
- 肩膀酸痛、頸部酸痛、背痛、腰痛
- 頭痛、腹痛等疼痛
- 手指僵硬、疼痛
- 暈眩、重心不穩、漂浮感
- 肌膚乾燥、發癢
- 淺眠、失眠
- 陰道乾澀、性交疼痛

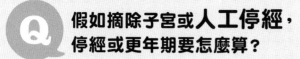

Q 假如摘除子宮或人工停經，停經或更年期要怎麼算？

A 通常從最後的月經算起1年以上沒有來潮，就會判定為「停經」。除此之外還有一種情況叫做人工停經，就是在達到自然停經之前，因為某些疾病而動了卵巢或子宮摘除手術，藉由人為的方式停經。類似這樣無法從月經判斷的時候，就要透過兩種荷爾蒙值判定是否停經，也就是「濾泡刺激荷爾蒙」和「雌激素」的數值。荷爾蒙分泌會依時期而有所變動，實際上醫生除了這些數值之外，還會加上年齡等要素綜合評估，診斷是否停經。我們要事先向醫生求證，以免將來別人問起「妳幾歲停經」而不知所措。

Q 出現不適和沒有出現不適的人，差別在哪裡？

A 停經是每個人必經的階段，但有人會產生難受的不適，甚至被診斷為「更年期障礙」；也有人就像什麼事都沒發生過，更年期結束前仍舊維持年輕時的狀態。
兩者的差異大多來自於當事人對女性荷爾蒙的感受。再者，這也涉及到所處的環境、氣質（性格）、體質、體力、抗壓性、各種身體機能或其他諸多因素。就和經痛或孕吐有輕重之別一樣，更年期也有個性。即使乍看之下一點不適也沒有，但在仔細詢問後，就會發現產生不適的人也很多。

Q 「早發性停經」是什麼？

A 早發性停經顧名思義，就是在早期年輕的時候停經。醫學上指的是未滿40歲就自然停經（無月經狀態持續1年以上）。雖然停經的平均年齡為50歲，但即使在40幾歲前半停經，也不會稱為早發性停經。另外也要記得，治療癌症、摘除子宮或卵巢導致的停經稱為人工停經，無論幾歲都不包含在早發性停經之內。

Q 也有人從**停經前就產生不適**嗎？

A 當然有。雖然也有不少人認為停經之後才會出現更年期症狀，但那是假的！反倒是停經前月經開始不順時，覺得不適的人比較多。出現不適與停經與否無關，而是女性荷爾蒙急遽減少當中所產生的現象。心理的因素或當時的環境也會大幅左右身體健康。

Q 更年期的不適**會遺傳**嗎？

A 母親在更年期狀況不佳的人，就會擔心自己也會變成這樣。不過，遺傳不會導致相同的症狀出現。或許遺傳到的是對於女性荷爾蒙變動的感覺，也或許是親子的體質類似而容易出現反應。

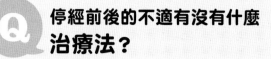

Q 停經前後的不適有沒有什麼 治療法？

A 不適的原因在於女性荷爾蒙急遽減少。根本的治療法是穩住荷爾蒙量，減緩急遽降低的衝擊。停經前就用低劑量避孕藥（OC），停經後則要用荷爾蒙補充療法（HRT）。另外，雖然中藥不能直接提高荷爾蒙量，卻可以有效改善女性荷爾蒙變動造成的不適。

●針對停經前後不適的治療法

中藥　配合中醫證型（體質）調整全身機能
促進改善畏寒體質或各式各樣的不定愁訴症。

低劑量避孕藥 （OC）

調整女性荷爾蒙的平衡，控制月經週期。能夠改善月經不順或經痛。

荷爾蒙補充療法 （HRT）

從根本上補充女性荷爾蒙，遏止其數量急遽減少。能夠改善更年期的各種症狀。

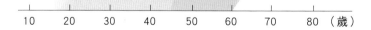

| 10 | 20 | 30 | 40 | 50 | 60 | 70 | 80 | （歲） |

調整荷爾蒙平衡的低劑量避孕藥，與補充雌激素的荷爾蒙補充療法相比。荷爾蒙補充療法一天補充的雌激素含量是低劑量避孕藥的5分之1左右。基本上可以藉由停經的機會，從低劑量避孕藥過渡到荷爾蒙補充療法。

Q 生產經驗的有無
與更年期的症狀有關嗎？

A 是否生過孩子不會有影響。就和孕吐輕重不一，有人為經前症候群所苦，有人則沒有症狀一樣，更年期的不適也有各式各樣的原因，與是否生產過無關。

Q HRT（荷爾蒙補充療法）是什麼？

A 就是直接補充不足女性荷爾蒙的治療法，適用於日本的健保給付。基本上會補充雌激素劑，通常也會為了去除增厚的子宮內膜而併用黃體荷爾蒙劑。看了第9章（P153~）就會充分了解到，這是針對更年期不適的選擇之一。

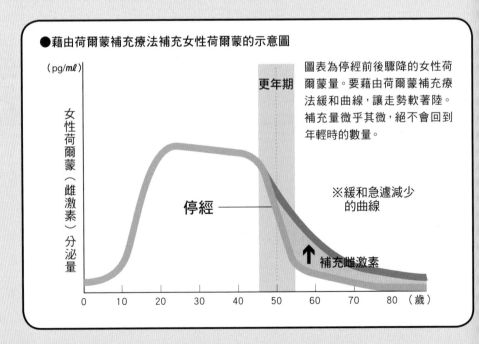

●藉由荷爾蒙補充療法補充女性荷爾蒙的示意圖

圖表為停經前後驟降的女性荷爾蒙量。要藉由荷爾蒙補充療法緩和曲線，讓走勢軟著陸。補充量微乎其微，絕不會回到年輕時的數量。

（pg/mℓ）

更年期

女性荷爾蒙（雌激素）分泌量

停經

※緩和急遽減少的曲線

↑補充雌激素

0　10　20　30　40　50　60　70　80　（歲）

第2章

溫故知新！

女性荷爾蒙

的基礎知識

女性荷爾蒙與女性日常生活的關係斬也斬不斷。
隨著年齡漸長，
女性荷爾蒙知識的重要性就愈形增加。
雌激素是什麼？
黃體荷爾蒙的作用是什麼？
現在到底在講什麼？
但是沒關係。不管幾次都要溫故知新！

難不成這是都市傳說!?

女性荷爾蒙的迷思

各位是否對於女性荷爾蒙的相關知識似懂非懂,沒有好好學習的機會,只能囫圇吞棗接受煞有介事的傳聞?其實錯誤和根據不明的資訊也是零星存在。

女性荷爾蒙
愈多愈好!

最要緊的是正常維持女性荷爾蒙,而不是多就好。比如雌激素要是過量,就容易罹患乳癌、子宮體癌、子宮肌瘤或子宮內膜異位症。

拿掉子宮後
就不會分泌女性荷爾蒙!

這可是最多人「深有同感」的誤解!女性荷爾蒙從卵巢分泌,與子宮無關。子宮說穿了就是懷孕生產所需的臟器。「感覺拿掉子宮後就不再是女人」的觀念也是錯誤的。

攝取很多大豆之後
女性荷爾蒙就會增加!

有些人攝取富含大豆異黃酮的食品之後,與女性荷爾蒙(雌激素)效用相似的物質「雌馬酚」就會在體內增加。這只是「很像」女性荷爾蒙,而非女性荷爾蒙本身。

荷爾蒙和費洛蒙
是相同的物質！

荷爾蒙（hormone）是在體內生成和分泌，作用於自身的物質。反觀費洛蒙則是在動物或昆蟲的體內製造，為了吸引異性而分泌的物質。關於人類費洛蒙的研究仍然沒有進展，不明之處還很多。

女性荷爾蒙多的人
男性荷爾蒙就少！

男性荷爾蒙（睪固酮）並非「男性的專利」。女性的體內也會製造這種物質，對女性來說也很需要。男性荷爾蒙主掌決策力、判斷力、幹勁和性慾等特質，量少的女性就會自然失去活力，與女性荷爾蒙量無關。

藉由戀愛或做愛
能讓女性荷爾蒙增加！

遺憾的是，藉由戀愛或做愛不會直接增加分泌量。當然，以幸福的心情度日，比較能激發大腦活性，自律神經的平衡也會變好，身心感到滿足，散發耀眼的感覺。這也類似於沉迷偶像或興趣等事物。

MEMO

附帶一提◎荷爾蒙（hormone）與吃的ホルモン（horumon）有什麼關係？

日文當中吃的ホルモン（horumon）指牛、朱、雞、羊或其他動物的內臟。關於這個詞的語源，有一種有力的說法是關西腔的「放るもん」（hourumon），意思是廢棄物。就算對外國人說明「hormone」是動物內臟，他們也聽不懂，請各位注意。從日文「臟物」（zoumotzu）演變而來的「モツ」（motzu）原本也是同義詞，有時會因為地域差異而稱為ホルモン和モツ。

要談女性荷爾蒙不可不知！
「子宮」&「卵巢」的機制

重新求證！腹部當中的內生殖器結構

女性的生殖器大致可分為位在體內看不見的內生殖器，以及從外面就能看見的外生殖器（參照P140）。現在就來看看與女性荷爾蒙直接相關的內生殖器。

內生殖器的結構為一對卵巢和輸卵管、子宮及陰道

子宮為雞蛋大小，下面連接陰道。像張開雙手般延伸出去的是輸卵管。輸卵管前端像喇叭一樣變寬，位在末梢如拇指大的小型臟器是卵巢。小歸小，卻扮演排卵和分泌女性荷爾蒙的重責大任！

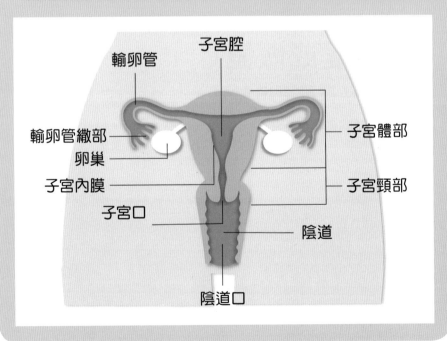

輸卵管
子宮腔
輸卵管繖部
卵巢
子宮內膜
子宮口
子宮體部
子宮頸部
陰道
陰道口

位置比想像得還要下面！

內生殖器從外面摸不到，請想像它就位在骨盆的內側，直腸的前面，是相當下面的位置。假如子宮因為子宮肌瘤或其他疾病而變大，從肚子上摸也摸得出來！

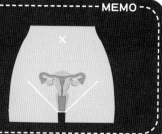

從側面看內生殖器（與其他臟器的關係）

從側面看過去，就會發現子宮朝腹部方向鞠躬（雖然有3～4成的人會往後傾，但兩者皆屬正常）。子宮和卵巢的前面是膀胱，後面是直腸。外生殖器從前面到後面依序是尿道、陰道及肛門，只要這樣想，位置關係就會掌握得更真切！

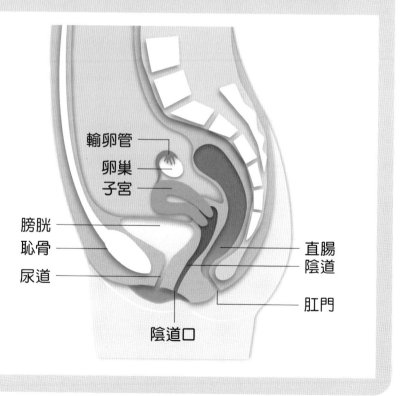

輸卵管
卵巢
子宮
膀胱
恥骨
尿道
直腸
陰道
肛門
陰道口

由兩種女性荷爾蒙掌管的韻律
「月經」到底是什麼？

　　妳還記得小學時女生聚在一起，聽到的生理話題嗎？為了產下嬰兒而做的準備，將不要的內膜排出體外，那就是生理來潮。正確稱呼是「月經」。其機制由大腦指令和兩種女性荷爾蒙所掌管。

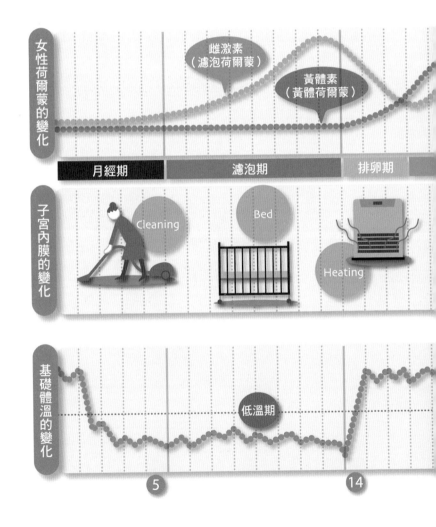

要事先記住的兩種女性荷爾蒙

這兩種荷爾蒙就是從卵巢分泌的「雌激素」（濾泡荷爾蒙）和「黃體素」（黃體荷爾蒙）。日文的黃體荷爾蒙有時也指非由人類體內製造的黃體素，通常就以日文標示，以資識別。

女性荷爾蒙的主角！
「雌激素」
說到女性荷爾蒙多半就是指這個，是女性不可或缺的物質。

稱為黃體荷爾蒙
「黃體素」
輔助懷孕的物質就是這個。包含人工製品在內，統稱為黃體荷爾蒙。

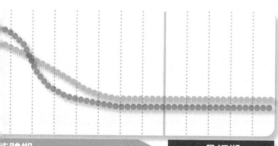

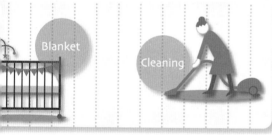

黃體期　　　　　　月經期

Blanket　　　Cleaning

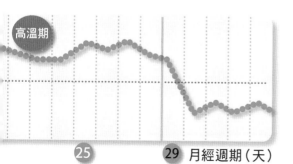

高溫期

25　　　29　月經週期（天）

女性荷爾蒙與月經循環

月經週期為28天，將開始日算成第1天。從第1天起會花幾天將子宮打掃乾淨，這段期間兩種女性荷爾蒙分泌量都不大。濾泡期則會開始增加雌激素（濾泡荷爾蒙）以調整身體健康，並在子宮準備迎接嬰兒的床鋪（子宮內膜增厚）。雌激素分泌達到高峰後，就會引發排卵。之後黃體荷爾蒙就會升高體溫，試圖讓嬰兒的房間變暖。黃體荷爾蒙會在子宮的床鋪上追加富含水和糖分的鬆軟棉被（子宮內膜軟化），準備迎接嬰兒。要是這時沒有懷孕，就會收拾不要的床鋪，再次回到打掃（子宮內膜剝落＝月經）的期間。

雖然是性荷爾蒙，卻在全身發揮各種作用！

驚人的「雌激素」之力

關乎女性一生的雌激素
是美麗與健康不可或缺的「女性守護神」

雌激素會讓女性的身體變得有魅力，吸引男性，讓人容易懷孕。說起來，就是勇往直前的主角。黃體荷爾蒙則扮演輔助嬰兒的角色，抑制女性不要太積極踴躍。讓女性終其一生活躍的果然還是雌激素。這種荷爾蒙扮演的角色五花八門，超乎想像。多麼能幹啊！讓人心生感激。

不只是懷孕和生產！雌激素的作用

●培育濾泡

●準備懷孕，增厚子宮內膜

●打造女人味的身體

●保持肌膚潤澤

●保持頭髮光澤

●保持骨骼健壯

●保持血管柔軟

●維持大腦機能

●保持自律神經正常

●預防動脈硬化

●促進代謝，預防肥胖

●減少壞膽固醇，增加好膽固醇

MEMO

話說回來，荷爾蒙是什麼？

荷爾蒙是為保身體健康而在體內製造的物質，又稱為生命的使者。擁有「以極少數的量發揮強勁效果」的特徵，調節體內的機能。荷爾蒙會在全身上下製造，目前已發現100種以上，且還在增加中。

提升
開朗心情！

多虧了雌激素，
我們才能夠精力充沛！

記憶力佳

頭髮
濃密光澤

女性化的
聲音

肌膚潤澤
有張力

豐滿的
胸部

預防新陳
代謝症候群

維持
強健骨骼

身材
凹凸有致

心臟或
血管健康

大腦指令讓卵巢分泌

提升感受的指揮塔！
自動調節分泌量的驚人系統

　　大腦的作用是傳送「分泌女性荷爾蒙」的訊息，檢測分泌量，再進行些微的調整，以免過多或不足。雖然許多人談到女性荷爾蒙就會聯想到子宮，分泌的卻是卵巢。假如因為疾病或其他理由摘除卵巢，就無法分泌荷爾蒙，容易出現更年期症狀，但即使摘除子宮，也完全不會影響荷爾蒙分泌，不會顯示症狀。這個地方很容易搞錯，請各位記住。

　　通常，來自大腦下視丘的指令會讓大腦的下垂體分泌促性腺激素，接著卵巢就會分泌女性荷爾蒙作為回應。分泌量藉由訊號傳到大腦，指令就會受到調整，以免過多或不足。不過下視丘也有個弱點，就是容易受到壓力的影響！

———— MEMO ————

要是大腦或卵巢
沒有正常運作會怎樣？

荷爾蒙的自動調節系統會讓大腦和卵巢統統順暢運作。要是大腦受到壓力，無法順利發出指令，或是卵巢生病或老化，而無法分泌荷爾蒙，就會突然全線崩潰，簡直就是雙面刃。各位可以想像嗎？

大腦與卵巢都正常的人，
荷爾蒙量就會與年齡相應

請看右邊的插圖。從大腦的下視丘分泌促性腺激素釋放荷爾蒙（GnRH）之後，大腦的下垂體就會在這份刺激下，分泌濾泡刺激荷爾蒙和黃體生成荷爾蒙（LH）。接著卵巢會受到這股刺激而分泌兩種荷爾蒙。大腦會常常檢測和調整分泌量，以免過多或不足。

女性荷爾蒙的分泌管道

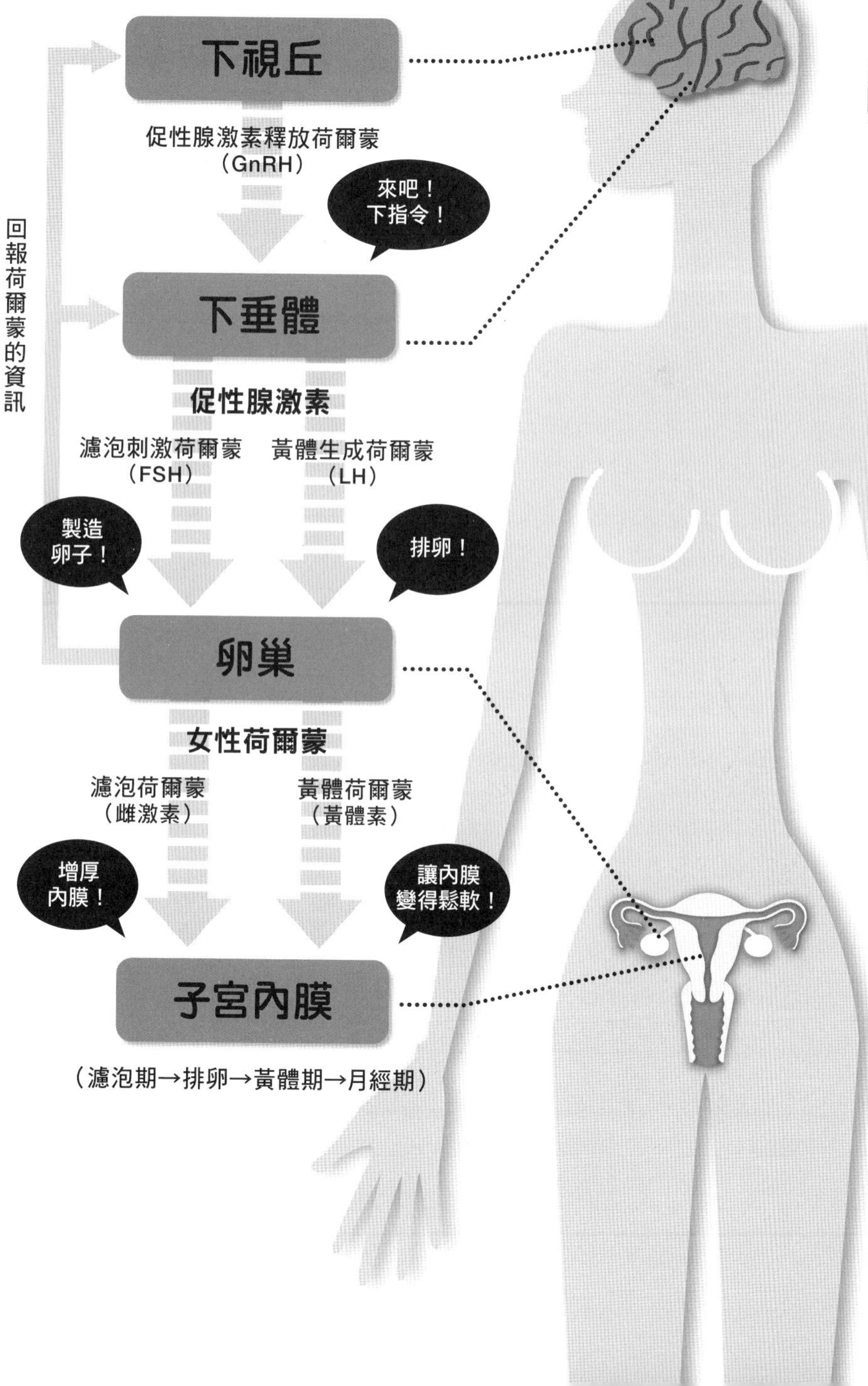

回報荷爾蒙的資訊

下視丘

促性腺激素釋放荷爾蒙
（GnRH）

來吧！
下指令！

下垂體

促性腺激素

濾泡刺激荷爾蒙
（FSH）

黃體生成荷爾蒙
（LH）

製造
卵子！

排卵！

卵巢

女性荷爾蒙

濾泡荷爾蒙
（雌激素）

黃體荷爾蒙
（黃體素）

增厚
內膜！

讓內膜
變得鬆軟！

子宮內膜

（濾泡期→排卵→黃體期→月經期）

妳的生命階段現在大概落在哪裡？
要注意女性的守護神，荷爾蒙！

要配合自己一路走來的路途來看

圖表的縱軸是女性荷爾蒙（主要是雌激素）分泌量。分泌量從初潮（初經）的前後就急遽上升，於20幾歲後半達到高峰。從35歲時減少，再從45歲時突然下降！接著就一路趨近於零。

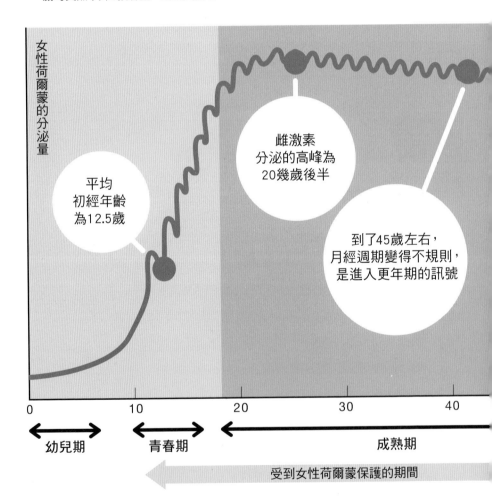

女性荷爾蒙的分泌量

平均
初經年齡
為12.5歲

雌激素
分泌的高峰為
20幾歲後半

到了45歲左右，
月經週期變得不規則，
是進入更年期的訊號

0　　10　　20　　30　　40

幼兒期　　青春期　　成熟期

受到女性荷爾蒙保護的期間

停經前後女性荷爾蒙量會急遽下降

　　即使說女性的身體由女性荷爾蒙保護和控制也不為過，因為女性身肩懷孕生產的重責大任。當這項任務結束時身體也會老化，女性荷爾蒙也會銳減。以前的女性平均壽命為50歲，要生養好幾個孩子，完成育兒工作後人生就會完結。不過生在現代的我們呢？即使不再受到女性荷爾蒙的保護，人生也仍在持續。

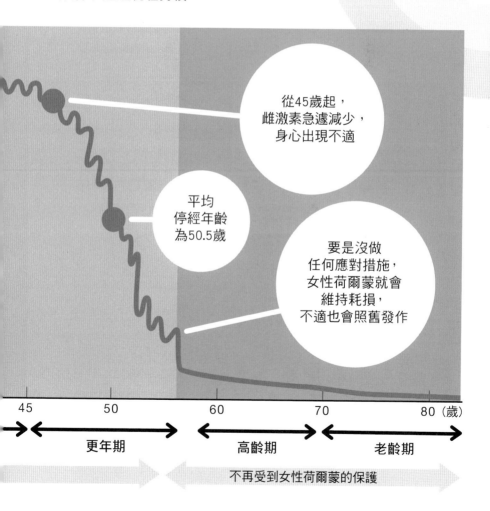

從45歲起，
雌激素急遽減少，
身心出現不適

平均
停經年齡
為50.5歲

要是沒做
任何應對措施，
女性荷爾蒙就會
維持耗損，
不適也會照舊發作

| 45 | 50 | 60 | 70 | 80 (歲) |

更年期　　　　　高齡期　　　　老齡期

不再受到女性荷爾蒙的保護

想要分辨雌激素哪段時間會急遽減少
現在我在「更年期」？

其實雌激素有3種！

女性荷爾蒙的主角是雌激素。假如在這方面知道得再詳細一點，對於了解更年期和之後的身體就會相當有幫助。

首先要曉得雌激素有3種，分泌的時期和作用有點不同，雖然是以略為難懂的專有名詞和符號標示，卻會用在荷爾蒙值的檢查結果上，所以只要事先記住就會派上用場。

最強的雌激素是雌二醇「E2」

依照性質和作用的強弱而分為3類。通常是以E2的值來看雌激素量。
●雌酮「E1」：活躍於停經後，由腎上腺或脂肪組織製造的雌激素。
●雌二醇「E2」：性成熟期時從卵巢大量分泌的最強雌激素。
●雌三醇「E3」：從其他兩種雌激素轉換而成，作用微弱的雌激素。

```
                    女性荷爾蒙
        ┌───────────────┴───────────────┐
     黃體荷爾蒙                      濾泡荷爾蒙
      黃體素                         雌激素
```

停經後主要雌激素

E1
雌酮

停經前主要雌激素

E2
雌二醇
最為強大！

E3
雌三醇

這兩種數值是了解自己更年期的線索

　　懷疑身體狀況因為女性荷爾蒙的波動而變差時，就要在婦科抽血檢查「女性荷爾蒙值」。前面提到的「E2」就會看到從卵巢分泌的雌激素量。另一個指標則是濾泡刺激荷爾蒙的數值，當雌激素不足時，就會從腦下垂體分泌出來，要雌激素「多分泌一點」。只要看到這兩種數值，就會知道現在處於什麼階段。

	成熟期（標準值）	更年期	
女性荷爾蒙 **雌激素** （E2）	10～1000 pg/ml	30 pg/ml 以下	下降
「分泌荷爾蒙」的訊號 **濾泡刺激荷爾蒙** （FSH）	3～20 mIU/ml	35 mIU/ml 以上	上升

如上所述，雌激素的數值會隨著年齡漸長而下降，濾泡刺激荷爾蒙則反而升到高值。不過，這兩種數值時常劇烈變化，亦受抽血時期的影響，所以也有醫生認為「僅供參考」。

- MEMO - - -

男性也有更年期？

經常有人說男性也有更年期，但那跟女性的更年期不同，因為男性的男性荷爾蒙不會急遽減少。男性的更年期是在40歲男性荷爾蒙開始降低以後，無論什麼年代都有可能發生。症狀則為焦躁或失眠等，與女性的更年期類似。

●女性和男性的荷爾蒙分泌量變化

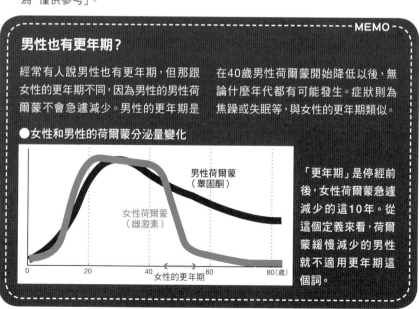

「更年期」是停經前後，女性荷爾蒙急遽減少的這10年。從這個定義來看，荷爾蒙緩慢減少的男性就不適用更年期這個詞。

「睪固酮」並非男性專用！
對女性也很重要的男性荷爾蒙

帶來精力！
功效女性也滿意

　　雖然只有男性1成以下的量，但女性也會從卵巢或腎上腺分泌男性荷爾蒙「睪固酮」。停經後，睪固酮就會幫忙雌激素的工作，提高經歷和運動機能，成為認知能力的推手。沒有精神的人不妨也留意一下男性荷爾蒙。

男性荷爾蒙（睪固酮）的角色
●提高肌肉或骨骼品質
●保持血管年輕
●增進平衡感和運動機能
●提高社會能力
●提升認知能力
●提高精力
●發揮領導能力
●保持好奇心和競爭心

女性體內的男性荷爾蒙也會隨著年齡減少

圖表為比較女性體內女性荷爾蒙與男性荷爾蒙的分泌量。女性荷爾蒙的變動就像雲霄飛車一樣，相形之下，男性荷爾蒙減少得倒很緩慢。不過，兩者在老年期還是會無限趨近於零。

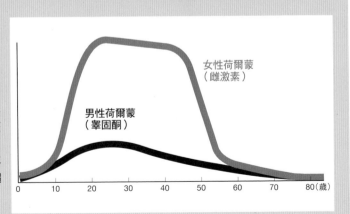

女性荷爾蒙（雌激素）

男性荷爾蒙（睪固酮）

第 3 章

不要錯失警訊！
不要放棄！
停經前後的
身體不適

隨著女性荷爾蒙開始減少，
些微的不適就在身體各處忽隱忽現……。
原以為是與自己無緣的疾病或症狀，
卻像牆壁一樣頓時堵在前方，擋住去路。
更年期是自己「衰弱的部分」浮上檯面的時候。
五花八門的不適是要讓妳知道衰弱的地方有哪些，
當作貼心的指標面對問題才是明智之舉。

了解症狀出現的機制就不怕更年期！
為什麼會發生難受的不適？

提前老化的卵巢無法回應來自大腦指令
使得大腦產生恐慌

　　停經前後將會出現以往沒體驗過的不適，還會遇到與婦科乍看之下無關的複雜症狀。各位不覺得用「女性荷爾蒙急遽減少」無法說明一切嗎？會產生各式各樣的不適，要歸咎於大腦沒有察覺到卵巢的老化，不斷發出指令要對方「快點分泌荷爾蒙」。卵巢無法回應這道指令，使得大腦陷入恐慌狀態。掌管全身的大腦沒能完成原本的任務，導致身體各項機能發生障礙，這就是更年期不適的真面目。

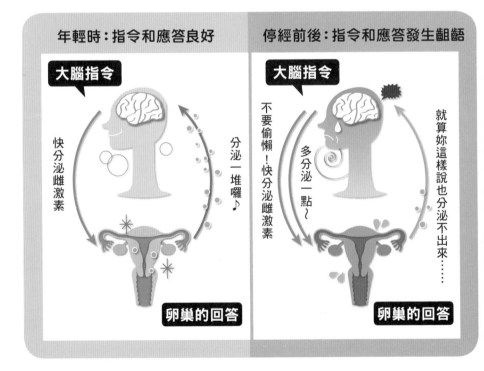

停經前後產生不適的3大原因

①
荷爾蒙減少
卵巢老化，女性荷爾蒙分泌量
急遽減少。

②
氣質和體質
與生俱來的性格、
抗壓性、
對於荷爾蒙的感受等。

③
置身的環境
照護父母，
與丈夫兒女的關係，
職場或鄰里的人際關係等。

原因重疊的人
特別容易出現難受的症狀

出現症狀和沒出現症狀的人差在哪？

　　那麼，為什麼症狀的強弱或表現方式會有個別差異呢？一般來說原因有3點，就如上圖所示。直接的原因是女性荷爾蒙突然減少，再加上當事人具備的體質、氣質及當時的生活環境複雜交織下，就容易出現症狀。

　　影響尤大的是環境因素。為了照護父母而壓力變大、持續睡眠不足、職場上的性騷擾或職權騷擾，以及與家人的關係惡化等，往往會變成觸發點，突然引發症狀。反過來說，光是從討厭的職場解脫就突然改善症狀，這也是常有的事情。還有許多人在過了更年期之後，才發現讓身體不適的觸發點是什麼。

熱潮紅　多汗
燥熱　上火　盜汗

【症狀】
●臉孔或脖子突然發熱
●不停異常大量出汗
●發燒，腦部突然充血
●上火之後畏寒或發冷

原因在於女性荷爾蒙低落導致自律神經紊亂 無法順利調整體溫

　　更年期不適以熱潮紅或上火居多，直接的原因在於自律神經紊亂。因為自律神經也會讓血管收縮和擴張，承擔調節體溫的作用。當自律神經處在健全的狀態，活動時或白天活躍的「交感神經」，與安靜時或夜晚活躍的「副交感神經」，雙方就會像翹翹板一樣均衡運作，但若失去平衡就會出現問題。即使在理應舒適的氣溫也覺得熱，下達「快釋放熱能」的指令。於是就會突然發生燥熱、上火或冒出汗水……。還有人會發生反覆上火和畏寒的「盜汗」。

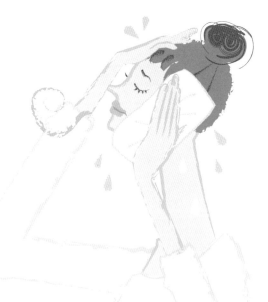

好好面對熱潮紅

不被負面心情拉著走
保持心情不受操控

假如老是在意症狀過於不舒服，整個生活往往會受到負面情感的操控。要心想這是暫時現象，不是攸關性命的疾病，積極面對。

與周圍的人坦承
或許會輕鬆點

不想讓人知道的緊張感有時反而會引發症狀。把心一橫，對周圍的人說「因為更年期所以會流汗」會比較輕鬆。

外出時做好萬全的準備
讓心靈從容說出「不要緊♪」

外出時或許會出現熱潮紅，或許會流很多汗，真難為情……擔心這些反而會成為出現症狀的觸發點。要做好準備，具備從容態度，不慌不忙。

嚴重的症狀就不要忍耐
到婦科諮詢也是個辦法

日常生活出現障礙時就去婦科，不要猶豫。藉由荷爾蒙補充療法實際增加女性荷爾蒙，也就有機會從根本改善。

對策&護理

最佳的解決方案是調整自律神經。讓身心興奮的交感神經，與讓身心放鬆的副交感神經，兩者皆非人類的意志所能控制。要使其自然運作，就一定要充足睡眠，不要累積壓力或疲勞。另外，學會深呼吸也可以改善症狀。

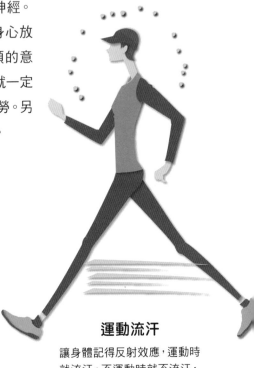

運動流汗

讓身體記得反射效應，運動時就流汗，不運動時就不流汗，對於調節汗水也很重要。

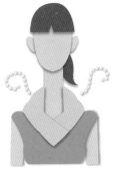

冷卻頸部調整體溫

具有即效性的應對之道是使用冷卻劑冷卻頸部。有畏寒傾向的人同時要採取保溫對策。

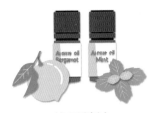

使用精油

要優先選用自己喜歡且讓人平靜的香氛。做成香氛袋帶著走，有助於在交感神經經常位居優勢時放鬆。

MEMO

自律神經的作用是什麼？

自律神經是末梢神經之一，操控絕大多數的臟器。交感神經和副交感神經會像油門和剎車一樣運作，要是其中一方過度占優勢，身體就會頓時產生不適。

畏寒

【症狀】

● 身體發冷　● 手腳發冷睡不著
● 即使充分加溫也會馬上冷掉

要採取對策以免變成慢性畏寒體質！
第一步就是鍛鍊肌肉，改善血液循環

　　許多女性不分年紀都「畏寒」。原本就有畏寒體質的人在更年期會更加難受，照理說與畏寒無緣的人，也會突然出現症狀。畏寒與上火兼具的「盜汗」，雖然是上火的同類，屬於自律神經的症狀，但若是單純的「畏寒」，最好視為血液循環障礙。要從體內促進血液循環，就要使用巨大的肌肉促發熱量。原本肌肉就少的人，改善的捷徑就是增加肌肉。

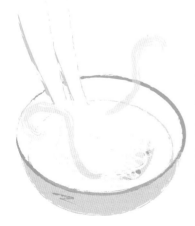

■ 對策&護理

　　要改善血液循環，就必須以溫暖的熱水洗澡。足浴也很適合。運動方面，則以使用臀大肌（臀部）、股四頭肌（大腿）或其他巨大肌肉的肌肉訓練（尤其是深蹲等項目）最為理想。少碰會冷卻身體的食物和飲料，要選溫熱的東西吃。

無力　容易疲勞　倦怠感

提不起幹勁

【症狀】

●馬上就疲勞　●身心都很無力

●提不起勁來做任何事，閒晃耍廢

●連做飯都覺得麻煩

●經常失約

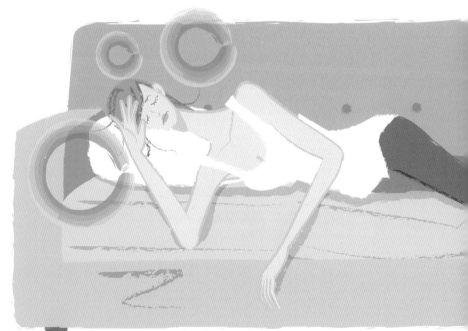

這段時期任誰都容易疲勞
關鍵在於量力而為，別當拚命三郎

即使睡覺也沒有消除疲勞，異常感到倦怠，其主要原因在於女性荷爾蒙低落，導致整個身體的機能下降。乳酸和其他疲勞物質無法排出體外。年輕時代謝佳，只要休息或睡眠也就會恢復疲勞，以便能夠陸續製造新細胞。現在則是睡覺也沒有恢復，或是以為恢復卻馬上就累了。

以前樂在其中的興趣或與朋友的互動，如今也提不起興致，覺得「懶得外出」、「跟人見面也很麻煩」。假如為此承擔精神上的壓力，就會愈來愈提不起勁做事。

而平常積極工作的人，到了更年期也沒辦法逞強。即使以前會稍微硬撐，現在當然也不能憑努力做事。我們對此要有自覺，自行調節工作或想做的事情。

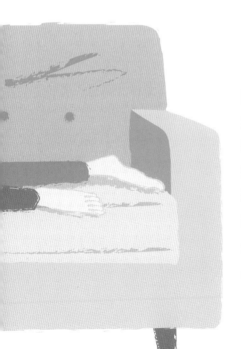

對策&護理

基本上要採取充足的睡眠，別過分硬撐。另外，營養對於活化體內代謝也很要緊。尤其是掌管代謝的維他命B群更是非常重要。我們要經常補充維他命B1、B2、B6、B12等營養素，而且也要小心礦物質不足。鋅、鐵、鈣、鎂等成分無法透過飲食攝取時，也要利用營養劑。

頭痛　偏頭痛　腦袋沉重

【症狀】

● 腦袋就像被勒住一樣疼痛
● 腦袋有一部分會陣痛
● 腦袋沉重，連頸部或肩膀都在痛

更年期最重要的是早點消除疼痛
不要覺得服用頭痛藥是件壞事

　　太陽穴或腦袋單側陣痛的偏頭痛，也是女性荷爾蒙減少所致。停經前荷爾蒙劇烈變動，使得血管的擴張和收縮無法順利調節。許多人在停經後變動平息，偏頭痛也就平息了。另一方面，長時間維持同樣的姿勢後，就會在肩膀或頸部疼痛的同時產生緊張型頭痛。箇中原因在於肌肉酸痛，血液循環變差。更年期全身血液循環會變差，當然也就容易發生這種事。另外，雖然腦袋不疼卻很沉重，這也是常見的症狀。更年期持續感到沉重的病例也不是沒有。

　　關鍵在於先消除疼痛再說。假如沒有妥善遏止疼痛，要不是疼痛惡化持續下去，就是心情變得憂鬱。千萬別認為服用頭痛藥消除疼痛是件壞事，趁早擺脫疼痛才是避免症狀久久不癒的祕訣。

對策&護理

　　偏頭痛時躺在陰涼安靜的地方即可有效緩解。要避免讓症狀惡化的光線或聲音刺激，以及觀看智慧型手機等行為。攝取咖啡因或酒精也不行。遇到緊張型頭痛反而要採取加溫、擺動、按摩等措施，讓血液循環上升。另外，為免市售的頭痛藥服用過量，罹患止痛藥成癮症，難以治癒的時候也要將前往頭痛門診看病納入考量。

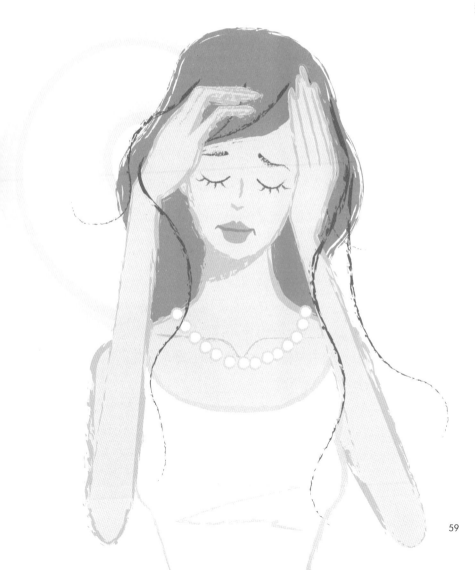

心悸　氣喘　呼吸困難
喉嚨堵塞感　手抖

【症狀】
- ●胸口突然變得難受
- ●心跳沒來由地加速
- ●呼吸變得困難，無法深呼吸
- ●覺得喉嚨像是被東西堵住
- ●手部微微顫抖

深信這是心臟或其他重大疾病之前 要花工夫調整自律神經的平衡

　　睡覺時突然激烈心悸而驚醒，明明不累卻呼吸困難，沒做任何事手卻在發抖，覺得有什麼堵在喉嚨裡……。這些症狀與熱潮紅一樣都是自律神經的問題，特徵在於毫無理由就發生。倘若樣樣都要擔心「說不定是什麼重大的疾病」，就會出現更多症狀，事情就棘手了。假如處於這個時期，先去諮詢婦科會比較好。

對策&護理

　　藉由放鬆心情度過日常生活，調整交感神經和副交感神經的平衡，沒有比這更好的對策。讓神經興奮的咖啡因或酒精要適量攝取。經常活動橫膈膜的呼吸法、瑜珈或彼拉提斯（Pilates）等運動等也有效果。

| 暈眩 | 漂浮感 | 輕飄飄感 |

| 耳鳴 | 耳閉感 |

【症狀】

●稍微動一下就頭暈

●覺得身體輕飄飄像是浮在空中

●牆壁或天花板看起來在旋轉

●耳朵當中發出嘰嘰聲

●覺得耳朵堵塞

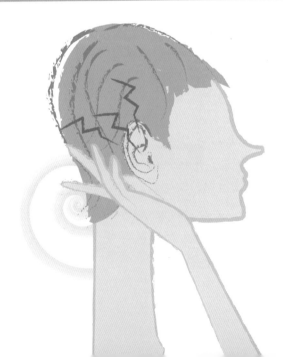

我們往往會擔心是不是大腦生了病
但要明白原因大多出在自律神經上

頭暈可分為身體感覺輕飄飄的「浮動性」頭暈，以及感覺周圍在兜圈子的「旋轉性」頭暈。更年期以浮動性居多，旋轉性頭暈則要懷疑是否為梅尼爾氏症（Meniere's disease，參照P77）。另外，同時發生耳鳴或覺得耳朵堵塞的情況也不少見。這些也是自律神經紊亂導致的症狀，睡眠不足或累積疲勞時就容易出現。雖然通常會到耳鼻喉科看診，不過醫生會說，即使詳細檢查也沒有特別異常之處，這就是更年期。「這是自律神經的問題，不久就會好的。」聽了這番說明後徹底放心，有所改善的病例也屬常見。

頭暈和耳鳴的症狀都會帶來不便，沒辦法去百貨公司和其他人多擁擠的地方，或是電梯和其他狹窄密閉的空間。另外，也有人是因為嚴重的頭暈而嘔吐，讓旁人擔心是不是腦溢血或腦梗塞而叫救護車。但是，一旦知道是更年期的症狀，就可以在復發時吃藥休息因應。我們要先檢查一次大腦或內耳是否沒有異常，之後再靠護理和藥物與之共處。

對策&護理

耳朵和頸部周圍的血液循環變好後，有時就可以改善，所以平時經常轉動頸部，做好護理工作讓淋巴流動就會見效。還可以試著按壓頸部後面的穴道。針對這種症狀常開的婦科處方藥有止暈的敏使朗（Merislon）、改善循環的Adetphos及甲鈷胺（Mecobalamin，維他命B12）這3種。中藥方面還可以喝苓桂朮甘湯治療。

更年期數值上升是理所當然
～膽固醇值與「性別差異醫療」

即使膽固醇值突然變高也不要慌！
女性和男性不同，那屬於生理上的變化

　　假如壞膽固醇高於標準值，就會診斷為脂質異常症（舊名：高脂血症）。因為有動脈硬化之虞而開藥的病例也很多。「不過，以男女共通的標準值來判斷是很奇怪的。」對馬醫生如是說。女性荷爾蒙（雌激素）也擔任調整膽固醇的工作，假如雌激素在停經前後銳減，LDL膽固醇就必定會上升。換句話說，這是更年期理應會發生的生理變化。「訂定內科正常值範圍的方法是將男性的標準應用在女性身上。許多醫師以男性的眼光，認為只有生活習慣會讓膽固醇上升，沒有考慮到家族性高膽固醇血症（遺傳上原本就高的體質）或女性荷爾蒙的變化。」（對馬醫生）

　　來求診的40歲以上女性，陳訴「明明已經百般小心了，為什麼膽固醇會上升」的人似乎相當多。實際上，並不是因為當事人的飲食生活糟糕，雖說數值很高，也不代表動脈硬化會馬上加重，提高心肌梗塞的風險。

　　「女性和男性不同，即使膽固醇比較高，也不會增加生命危險。大家聽到我這樣說就驚訝地叫出來。許多內科醫師沒有提到這件事，是因為沒有著眼於男女的差異。國內外都已經證實心臟和循環系統具有明顯的性別差異。」（對馬醫生）。

話雖如此，卻不代表膽固醇在更年期以後不斷上升時，還可以置之不理。「關鍵在於觀察動脈硬化是否加重。我的診所也會藉由頸動脈超音波檢查動脈硬化，測量斑塊的有無或血管壁的厚薄，還會做心踝血管指數（CAVI）這項脈搏檢查。」原本膽固醇就是性荷爾蒙的材料，脂質也是製造腦細胞的關鍵成分。「膽固醇是壞蛋」的概念本身已經過時了。儘管現在對於膽固醇的反應往往仍是「數值高就壞」，但我希望各位差不多該停止把膽固醇看得十惡不赦。目前已知即使吃了膽固醇量高的食物，體內的數值也不會上升。吃了同樣的食物後數值上升的人，是因為脂質代謝和糖代謝差。我們要根據這一點，思考如何和更年期以後的膽固醇值相處。

表格中的數值為2014年日本住院體檢學會的小委員會與健康保險組合根據150萬的人看診資料而公開的標準範圍（※日本住院體檢學會發表的資料與厚生勞動省的標準範圍「判定區分」不同）。

從這項調查結果可知，膽固醇的標準範圍顯然有性別差異，女性會在45～60歲時增加。

出處／〈新式健檢基本檢查的標準範圍
日本住院體檢學會與健保聯舉辦的150萬
人大型研究〉（2014年。2016年修訂）

根據看診資料的標準範圍預估值（mg/dl）			
	男性	女性	
中性脂肪	43～209	33～136	
壞膽固醇	155～257	30～44歲	144～237
		45～64歲	158～280
		65～80歲	177～281
總膽固醇	74～180	30～44歲	61～150
		45～64歲	73～185
		65～80歲	84～189

手指僵硬・變形

四十肩五十肩　關節痛

手臂和腿部麻痺　身體喀喀響

【症狀】

● 手指關節僵硬，難以活動

● 手指關節疼痛、長瘤

● 肩膀疼痛，抬不起手來

● 肩膀、膝蓋、髖關節、腳踝等處感覺不對勁

● 手臂或腿部麻痺和刺痛

● 身體各處的肌肉疼痛

對策&護理

　　關節類不適的共通解決之道，是在急性發炎期到醫療機構看診，安靜休養，讓發炎盡早平息。發炎治好之後要經常活動，以免關節固定而動彈不得。另外，遇到手指僵硬或希伯登氏結節（Heberden's nodes），則要懷著耐心持續按摩，不要放棄。尤其是在晚上搓揉之後，早上的症狀就會改善。

就連變形的手指都要治！
生了病別放棄，要諮詢護理或治療的方法

　　這些關節類問題也是好發於更年期的症狀。原本女性的關節就比男性脆弱，不過雌激素會作用於覆蓋在關節或肌腱等處的滑膜上，維持可動範圍。一旦雌激素沒了，關節的活動就會突然變得生硬。要是因故發炎，就會紅腫疼痛。剛開始多半是手指僵硬。雖然絕大多數人會擔心是風溼，但在血液檢查下就會大概知道真相。

　　即使到骨科看診，醫師通常也會說「年紀大了沒辦法」。反倒是手指第一關節變形的希伯登氏結節，或是手腕變形的腕隧道症候群等疾病，則會說「就做手術吧」。關節問題常發生在更年期初期，有人等一下就舒服多了，有人在正確的自我護理下改善，也有人藉由營養劑或荷爾蒙補充療法完全治癒。既然結果多半是「還好沒有急著動手術」，建議各位一定要找婦科諮詢。

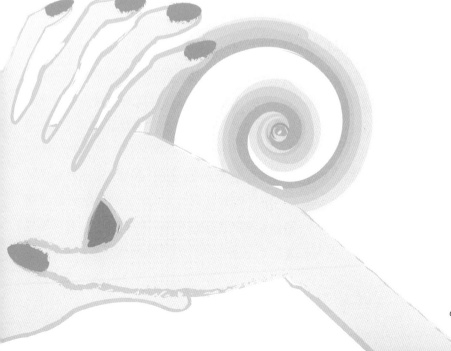

肩膀酸痛　頸部酸痛
腰痛　背痛　肌肉發脹

【症狀】

- ●肩膀或頸部酸痛得厲害，甚至引發頭痛
- ●背部發脹疼痛
- ●腰部沉重、無力、疼痛
- ●各處的肌肉發脹，覺得難受

姿勢或生活習慣是症狀的觸發點
要從掌握自己的狀態做起

　　以前沒有體驗過酸痛，到了更年期卻為肩膀和頸部酸痛的痼疾所苦，陳訴自己覺得不舒服的人增加了。這也是因為女性荷爾蒙減少導致代謝變差，血液循環停滯。由於自律神經不穩，以至於對疼痛變得敏感，這也是一大原因。

　　症狀的觸發點是平常的姿勢或生活習慣。頸部、肩膀、背部和腰部的肌肉統統會用來維持姿勢，所以對著電腦駝背，坐下時習慣骨盆往後傾，站立時凹背凸肚……諸如此類的原因都會導致特定部位的血液循環變差。另外，年齡增長和運動不足造成的肌力降低和老花眼，也會影響到症狀。

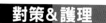 對策&護理

　　雖然能夠運動會比較好，但若沒這個習慣，就要記得在察覺到症狀時放鬆肌肉，改善血液循環。比如坐在平衡球或空氣墊上搖晃，放鬆手腳的力道擺動揮舞。走路走得長一點、快步走，以及比平常跨更大步行走，也是可以馬上採取的方法。

腹脹 腹痛 下痢 便秘
消化不良 逆流性食道炎

【症狀】

● 腹部的某個地方在抽痛
● 下腹部脹脹的
● 經常便秘或下痢
● 明明沒有吃得太多,卻覺得胃痛或不舒服
● 胃灼熱、打嗝、酸味湧上來

各種原因重疊的消化系統問題……。
其實這往往是更年期,只是沒有察覺罷了!

　　胃腸是在副交感神經操控下運作,當更年期女性荷爾蒙減少,自律神經紊亂,就一定會受到影響。即使是自認為胃腸強健的人狀況也會變差,還要靠胃腸藥幫忙。

　　胃腸的黏膜失去厚度萎縮,讓胃腸活動的肌肉也會衰退,導致消化吸收能力和蠕動運動都逐漸下降。由於功能降低,使得食物一直停留在胃裡,引發火燒心現象或膨脹感,診斷出逆流性食道炎的人也增加了。另外,要是壓力或緊張連綿不絕,交感神經就會位居優勢,讓腸部活動的副交感神經就會停擺,以至於一再下痢或便秘……。

對策&護理

別的可以不管，但要自知「胃腸的機能正在下降」。日本自古以來的飲食會幫助腸內細菌活性化，建議是以日本菜為中心*，細細咀嚼，吃到八分滿。從體內活動內臟的橫膈膜呼吸也要積極進行。

*以生活當地所生產的食材、料理為主。

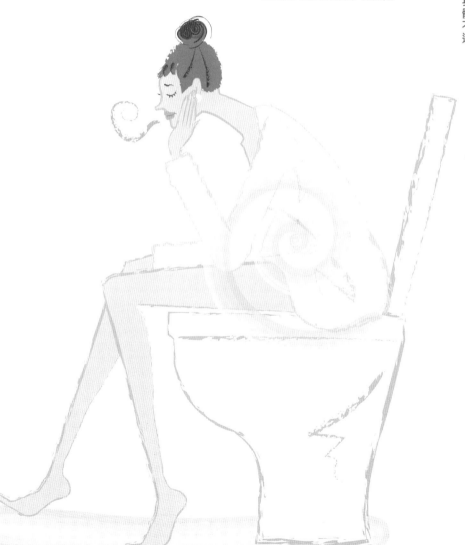

日益發胖 　日益消瘦

【症狀】

- ●食量沒變卻發胖
- ●食量減少也完全沒瘦
- ●食量沒變卻逐漸消瘦
- ●即使吃得很多也完全沒發胖

**身材不只受到食量影響
重新審視自律神經或胃腸的機能**

　　更年期一般來說以肥胖者居多，明明可以消化吸收，卻無法順利代謝。正因副交感神經確實運作，才能維繫消化吸收，充分代謝和排泄的流程。果然關鍵就是要重新審視自律神經。另一方面，也有人無法消化吸收而日益消瘦。這是因為胃腸沒有照常發揮作用，確保黏膜或腸絨毛功能的維他命或礦物質不足。

對策&護理

　　發胖或消瘦是卡路里問題，這是昭和時代的說法。其實比起卡路里，營養品質才是癥結所在。充分攝取所需的營養素，就是保持代謝良好的秘訣。

浮腫

【症狀】

- ●早上眼皮就在腫
- ●手指浮腫,戒指拔不下來
- ●襪子在腳上留下清楚的痕跡
- ●傍晚時腿就會發胖

不足的營養素或許是浮腫的原因?

　　浮腫也和自律神經有關。沒了女性荷爾蒙的幫助後,就會讓血液或淋巴循環變差,於是嚴重浮腫的人就增加了。眾所皆知礦物質不足會導致浮腫,但其實蛋白質不足,調整血液滲透壓的白蛋白不足,也是很大的原因。

對策&護理

　　除了調整自律神經,藉由運動活動身體之外,也要衡量怎麼從營養層面著手。要記得充分攝取代謝水分所需的維他命、礦物質及蛋白質。大量攝取礦物質多的水分或鹽分,排放老舊廢物也很重要。

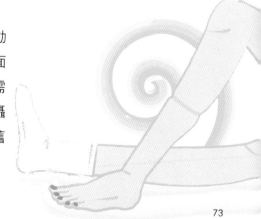

眼部問題

眼部疲勞　視力朦朧　乾眼症

【症狀】

● 眼部容易疲勞、睜不開、朦朧
● 眼部乾澀、難受（參照P146）

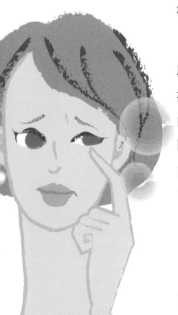

除了老花眼的壓力之外
往往還要承擔許多風險

　　過了40歲以後，自覺到有老花眼的人就多了。這段時間帶來潤澤的女性荷爾蒙減少，陳述乾眼症症狀的人本來就會增加。而且現代要面對老花眼的壓力，長時間盯著電腦或智慧型手機的螢幕看，眼部問題的原因都混在一起大鍋炒！再加上從40歲起，青光眼和其他類似疾病也會激增。眼部不適有時會惡化為身心不適，要盡早因應，不要輕忽。

對策&護理

　　女人到了40幾歲，就要每年做1次眼部篩檢。視力良好的人或許是第一次到眼科看診，要懷著好奇心積極前往！

皮膚問題

乾燥或發癢　溼疹　斑疹

【症狀】

● 肌膚乾燥敏感
● 經常冒出溼疹或蕁麻疹
● 猛烈發癢
● 容易長斑疹

即使些微的刺激也很敏感
要以保溼為最優先，不要過度碰觸

　　保持肌膚潤澤的女性荷爾蒙減少後，皮膚內部的膠原蛋白或玻尿酸也會變少，以致乾燥。同時肌膚防護機能降低，容易受到外界的刺激，就連以往碰了沒事的衣服、化妝品或灰塵，也容易令人發癢或長斑疹。特別容易顯現症狀的部位是原本皮脂腺少皮膚又薄的臉孔、腹部、手臂、大腿及私密部位。因為內衣褲的橡膠而長斑疹，使用的化妝品讓皮膚刺痛……。有時還會因為發癢而下意識去抓，陷入愈抓愈癢的惡性循環。

對策&護理

　　這段時間的基礎護理就是先保溼再說。要使用夠多的無刺激性保溼劑。抓搔或摩擦會傷害表皮，冒出滲出液而變得更癢，要記得千萬不可以抓。

乳房發脹　乳頭疼痛

乳房像青春期一樣發脹或疼痛
與乳癌直接畫上等號的情況非常罕見

　　胸部受體很多，容易感受到雌激素或黃體素的變動，所以在荷爾蒙不穩的時期，就會突然覺得乳房在痛。這是停經前後意外常見的症狀，雖然往往會聯想到乳癌，但只要定期做乳房篩檢，就無須過度擔心。另外，就算看似胸部發脹，也可能是腋下淋巴堵塞所致，還有極少數情況是狹心症、心肌梗塞或其他心臟疾病讓乳房感到疼痛。要是久久不癒，就要到婦科諮詢。

對策&護理

　　產後食用鮮奶油和其他乳脂肪類的食品，有時胸部就會發脹不舒服。過敏的人在更年期時或許也一樣會覺得發脹。避免攝取乳脂肪也是一個辦法。

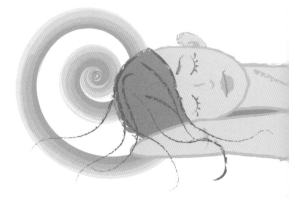

宿疾惡化 高血壓 糖尿病

脂質異常症 哮喘 梅尼爾氏症 風溼 等

【症狀】

●容易罹患的疾病和異常數值會惡化

女性荷爾蒙不會再保護自己了！
要再次審視自己虛弱的部分

停經前後最需要小心的就是這個。身心守護神女性荷爾蒙要是減少，頭痛、高血壓、糖尿病、哮喘、蕁麻疹、肥胖或其他自己最虛弱的部分就會傾囊而出。從小時候就容易出現的症狀、遺傳原因、生活習慣的失衡、健檢數值差的部分，要趁這個機會面對自己，對虛弱的部分有所自覺。

對策&護理

要充分了解遺傳和體質虛弱的部分。假如有不知道的地方，也可以向家人詢問求證。趁這個機會檢討自己現在的生活習慣，把可能會提高疾病風險的行為列入清單！

[千明女士的更年期]

從「前更年期」算起20多年。 獲得各式各樣的「妙招」， 現在正處於穩定的「後更年期」！

更年期，從中間停經算起前5年，後5年，總計10年。既然我在52歲停經，照慣例來說，**47歲～57歲就是我的更年期**。

然而，我第一次覺得不適是在37歲時。頸部和肩膀酸痛、心悸、健忘。猛然覺得骨頭像是要從手臂脫落，或是腦袋突然變得輕飄飄。當時我感到害怕，也接受大腦磁振造影（MRI）、癌症檢查、心電圖和其他各種檢查，還去了耳鼻喉科和婦科，卻沒有一處異常！就這樣原因不明持續數年，直到遇見婦科醫師对馬醫生之後，才發現解決的線索。

醫生說：「那不就是**前更年期**嗎？」話說那個時代還沒有前年期這樣的詞。雖然症狀的確是更年期，但在年齡上更年期還早得

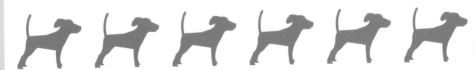

很。接著醫生建議我吃低劑量避孕藥，開始服用3個月後，所有症狀就消失了。原來不適是來自於荷爾蒙平衡，真是大開眼界！後來我就在想，必須讓大家更了解女性荷爾蒙的重要性，散播正確的知識。於是從翌年起，就和对馬醫生開設專為一般女性設計的講座**「女性荷爾蒙補習班®」**。

45歲時，我逐漸能夠控制自己的荷爾蒙平衡，工作也一帆風順。接著雌激素值終於下降，進入**正式的更年期**。更年期的初期真不好應付。全身潤澤不足，畏寒體質變得嚴重，頻尿和漏尿也令人煩惱，中耳炎和疱疹更是捲土重來。

我在51歲時和丈夫分居，翌年離婚。之後就和妹妹開設針灸治療院，同段時間**停經**到來。因為服用過低劑量避孕藥，所以雖然有消退性出血（發生於停藥期類似月經的出血），但在測量荷爾蒙值之後就知道停經一事，於是就趁機改用荷爾蒙補充療法。於公於私，這正是**迎接第二人生重新來過的時刻**。

從那之後直到今天，即使荷爾蒙波動，我也會設法用荷爾蒙控制。有時也會依照身體狀況，使用適合搭配荷爾蒙補充療法的中藥。還會使用調整血液循環的藥物，以及我專業的芳療、針灸或營養劑等。

最近開始懂得使用安定劑「Depas」，這算是我的成長嗎？真後悔以前對安定劑或安眠藥很抗拒而沒有使用。假如能夠趁早提升睡眠品質，或許精神狀態就會更好一點。

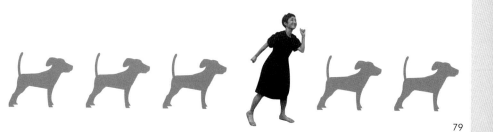

看看我那些女性受輔者，當身體狀況因為更年期而變得不對勁時，剛開始是睡不著，吃不下。然後心臟會開始撲通撲通跳，**自律神經失衡**，即使去了心身醫學科也治不好，接著就會想辭掉工作。通常就是這個模式。這時我會建議對方：「保存體力很重要，還是先睡吧。使用安眠藥或安定劑也沒關係。」結果她們好好睡了2、3天後，馬上就好轉了。這讓我深切體會到，還是這種恢復方法比較有效，即使沒有辭掉工作也可以解決。包含我在內，只要了解自身的變化，就會消除對於安眠藥負面印象的疑慮，知道就是該用。假如到了會讓人生不幸的地步，最好不惜借助安眠藥的力量入睡。

現在的我更年期也已經結束，處於後更年期。獲得各式各樣的妙招，身心都穩定下來，已經位在**老年期的初期**。沒有人不會「停經」，所有的女性都會發生「更年期」。不過還是會有人堅稱「我沒有更年期」。才剛解釋更年期是時期的名稱，對方就反駁「但是我又沒有」（笑）。**簡直是十足十的頑石**。這份頑固的心情正是更年期的證明。為什麼沒有察覺到自己身體的變化呢？

停經的方式因人而異，更年期不適的方式也因人而異。許多像我一樣在更年期的初期就有嚴重症狀的人，也是事過境遷才察覺「**那就是更年期的開端！**」假如能夠即時察覺到不適，就可以採取更多相應措施。希望各位明白這一點。

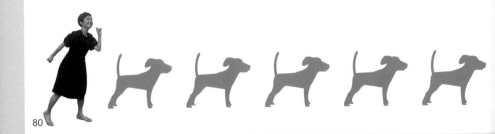

第 4 章

漏尿也好肥胖也好！
不可或缺的
「骨盆底肌」
護理

近年來，骨盆底肌終於受到矚目。
骨盆底肌體操最近又稱為「陰道訓練」，
是現在每個年齡層的女性不可或缺的護理法。
這種方法可望能夠預防和改善許多毛病，
從排尿問題、小腹肥肉到浮腫都有效。
也有人指出這與女性荷爾蒙和漏尿的關聯，
是這段時期務須熟練的健康操之一。

要從好好記住並「意識」到這個部位做起！
骨盆和骨盆底肌的機制

骨盆底肌是環繞在尿道、陰道及肛門周圍的肌肉總稱。對於不太關心的人來說，就很難意識到這個部位。想像成「騎自行車時頂到自行車坐墊的所有部分」或許會比較好懂。

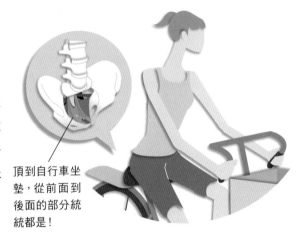

頂到自行車坐墊，從前面到後面的部分統統都是！

骨盆底肌是位在骨盆底部肌肉群的總稱

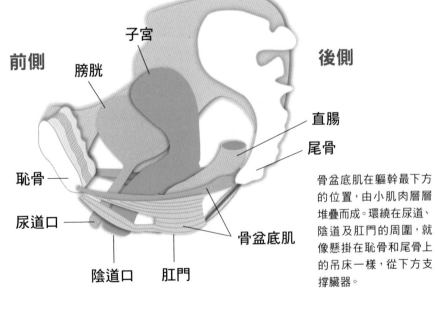

前側

子宮

膀胱

後側

直腸

尾骨

恥骨

尿道口

骨盆底肌

陰道口　　肛門

骨盆底肌在軀幹最下方的位置，由小肌肉層層堆疊而成。環繞在尿道、陰道及肛門的周圍，就像懸掛在恥骨和尾骨上的吊床一樣，從下方支撐臟器。

從下方（雙腿之間）看骨盆底肌

前側

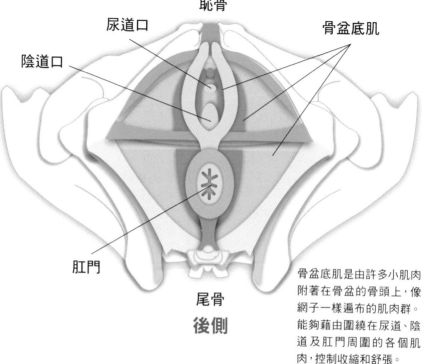

恥骨

尿道口

陰道口

骨盆底肌

肛門

尾骨

後側

骨盆底肌是由許多小肌肉附著在骨盆的骨頭上，像網子一樣遍布的肌肉群。能夠藉由圍繞在尿道、陰道及肛門周圍的各個肌肉，控制收縮和舒張。

善加利用骨盆底肌
讓停經後的人生有所改變的關鍵

　　人類會在無意識之間排泄。嬰幼兒時或許需要訓練，但在那之後應該就沒有人在排尿或排便時意識到骨盆底肌了吧。不過，未來能否意識到骨盆底肌，將會大幅改善美麗和健康，這絕非誇大其辭。

------- MEMO ---

「骨盆底肌」和「骨盆底」
的不同是什麼？

骨盆底肌是好幾種肌肉群的總稱，正確的說法是「骨盆底肌群」。「骨盆底」則是包含骨盆底肌、纖維組織及神經在內骨盆底部的總稱。這些是醫療上常用的詞彙，要事先記住。

咦，這樣也不太好嗎？
骨盆底肌衰弱的原因是什麼？

除了生產之外還另有原因！日常生活中意想不到的壞習慣

生產確實會帶給骨盆底肌傷害。雖然是物理上的拉伸或傷害，但若放著不治，年紀大了就會漏尿。平常排便時用力，習慣對腹部過度施壓的人，就會造成骨盆底肌負擔，早期衰退的風險就會很高。

讓骨盆底肌衰弱的習慣【最糟7件事】

1 便秘（要長時間用力）
2 花粉症或氣喘造成的噴嚏或咳嗽
3 屏住呼吸做腹肌運動
4 做拔草或其他要蹲下的姿勢
5 攜帶重物行走
6 束腰褲難受的壓迫
7 開車駕駛或其他讓骨盆往後傾的坐姿

不斷衰弱下去的骨盆底肌

年輕時的骨盆底肌

衰弱的骨盆底肌

尿道口　肛門　陰道口　骨盆底肌緊實牢靠！

尿道口　肛門　陰道口　骨盆底肌鬆垮下垂

具有彈性的肌肉群從下方支撐臟器，控制排尿、排便及經血，讓軀幹穩定，保持良好的姿勢。

要是骨盆底肌失去彈性或厚度，器官就必然會下垂。尿道、陰道、肛門的開關也會不順，導致外漏……。

骨盆底肌的作用

- ●支撐骨盆內的器官（尤其是膀胱、直腸及子宮）
- ●控制排尿
- ●控制排便
- ●月經時控制經血
- ●生產時讓產道伸縮
- ●輔助性交
- ●控制姿勢和運動
- ●輔助呼吸，讓軀幹穩定

讓骨盆底肌衰弱的風險

- ●年紀增長（肌力降低）
- ●運動不足（肌力降低）
- ●肥胖（內臟脂肪增加）
- ●妊娠、生產（肌肉、韌帶損傷）
- ●女性荷爾蒙減少
- ●對腹部施壓的腹肌運動
- ●跑步或跳繩（過度的衝擊）
- ●排尿和排便時用力
- ●攜帶沉重的行李（過度對腹部施壓）
- ●反覆強烈咳嗽（過度對腹部施壓）

骨盆底肌功能衰退後產生的問題

- ●漏尿、頻尿、大便失禁、便秘、痔瘡
- ●下肢浮腫、靜脈瘤
- ●骨盆歪斜
- ●性交疼痛、性交障礙
- ●血液或淋巴循環變差
- ●子宮等處的臟器脫垂
- ●自律神經失調
- ●腰痛、骨盆痛、髖關節痛
- ●下腹出現肥肉
- ●臀部下垂
- ●大腿變粗
- ●姿勢不良

骨盆底肌衰退的代表性症狀就是這個！
排尿問題（漏尿、頻尿）

女性排尿問題多是有原因的！

女性在骨骼上，除了骨盆下方寬廣之外，還需要力量支撐子宮、卵巢或其他男性沒有的臟器。再加上生產所施加的壓力，使得骨盆底肌拉伸或裂開⋯⋯。另外在男性方面，與骨盆底肌直接相關的就只有肛門，女性則必須肩負控制尿道、陰道及肛門這3個地方的使命。原本和男性相比，骨盆底肌的負擔就大，容易衰退的理由就齊全了。

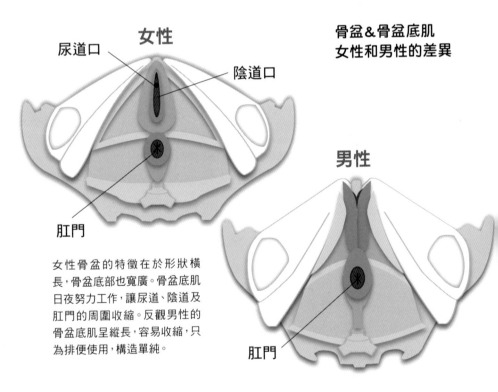

女性

尿道口

陰道口

肛門

**骨盆&骨盆底肌
女性和男性的差異**

男性

肛門

女性骨盆的特徵在於形狀橫長，骨盆底部也寬廣。骨盆底肌日夜努力工作，讓尿道、陰道及肛門的周圍收縮。反觀男性的骨盆底肌呈縱長，容易收縮，只為排便使用，構造單純。

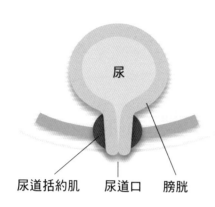

尿

尿道括約肌　尿道口　膀胱

正常人的排尿機制

　　膀胱的尿要是累積到某種程度，大腦就會下達「尿出來」的指令給膀胱，膀胱就會收縮，擠出尿液。這樣一來，負責收縮或舒張尿道的尿道括約肌就會讓尿道口放鬆，排出尿來。

主要的漏尿型態

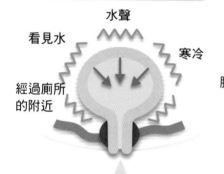

急迫性尿失禁

水聲

看見水　　　　　　寒冷

經過廁所
的附近

聽到水聲、看到流水或覺得寒冷後，就會突然感到尿意，憋不住而外漏。原因就在於膀胱過動症（＊）。

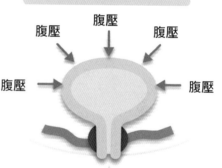

腹壓性尿失禁

腹壓　　腹壓　　腹壓

腹壓　　　　　　腹壓

打噴嚏、咳嗽或攜帶重物時會對腹部施加壓力，而忍不住外漏。原因在於收縮尿道的功能衰退。

停經後多為兩者併發的型態

混合性尿失禁

＊膀胱過動症是什麼？

這種症候群的主要症狀是會突然產生憋不住的尿意。膀胱會變得過度敏感，尿道括約肌違反自己的意志收縮，導致頻尿。這種過敏是與女性荷爾蒙聯動，所以好發於更年期。

不能事不關己。要是骨盆底肌的衰退惡化下去⋯⋯
也要小心有「骨盆臟器脫垂」之虞！

臟器從陰道冒出來的疾病

　　骨盆臟器脫垂別名又稱為「陰道突出」，指骨盆內的臟器從陰道外露的狀態。膀胱掉出來就稱為膀胱瘤，子宮掉出來就稱為子宮脫垂，總稱為骨盆臟器脫垂。骨盆底肌前側鬆弛就會漏尿，後側鬆弛就會導致排便障礙，一旦全面衰退，最後就無法支撐臟器，臟器就會下垂。日本古代稱這種從陰道下垂的狀態為「掉茄子」。

　　就診的人幾乎都是從停經前後就開始下垂，幾年內出現自覺症狀。早期症狀頂多是覺得不對勁，後來症狀就會慢慢明顯起來。一旦嚴重惡化，冒出來的臟器用手塞不回去，排尿或排便就會變得困難。即使如此，許多人還是會覺得難為情，連家人朋友都瞞在鼓裡，等到因疼痛或出血而走不動時才就診。所以要早期發現，盡快找人商量。

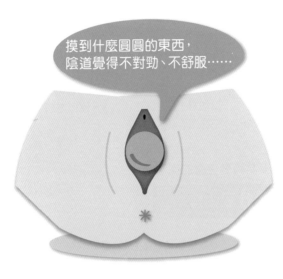

摸到什麼圓圓的東西，
陰道覺得不對勁、不舒服⋯⋯

「骨盆臟器脫垂」的
早期症狀為⋯⋯

● 排尿不佳、不順
● 股間有異物感，像是夾著什麼
　東西
● 坐在椅子上會有像是坐在球上
　的感覺
● 傍晚一到，股間的異物感或不
　適感就會增強
● 手指放進陰道後，會摸到球狀
　的東西

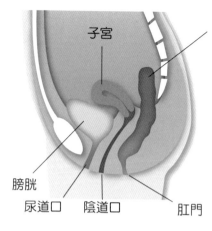

子宮

直腸

膀胱

尿道口　陰道口　肛門

正常的臟器位置在哪裡？

女性骨盆內的臟器從前側起排列順序為膀胱、子宮及直腸，出口部位的外生殖器從前面算起依序為尿道、陰道及肛門。這些統統都由骨盆底肌（包含筋膜和韌帶）支撐，通常會維持在不會掉落的位置。

骨盆臟器脫垂五花八門

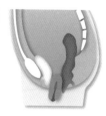
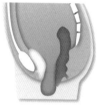
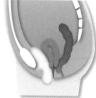
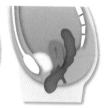

子宮脫垂	陰道斷端脫垂	膀胱瘤	直腸瘤
子宮隨著陰道管掉落的狀態。尤以經歷過生產的人居多。	以子宮全摘的人居多。陰道壁會向襪子反過來一樣掉落。	最常見的情況。膀胱會與陰道壁一起掉落，也會造成排尿障礙。	直腸會與後側的陰道壁一起掉下來。冒出來的部分會讓大便堆積，造成排便障礙。

輕度就不用動手術？骨盆臟器脫垂的治療方法

　　輕症時就要接受骨盆底肌體操（P90）的指導教學。還可以透過診所進行一對一教學。中症～重症時則以手術治本，方法有好幾種。不願或無法動手術時，還有將環狀子宮托置入陰道內的對症療法。

無論有沒有症狀，將來的人生都少不了它！
骨盆底肌體操（凱格爾運動）

從正確意識到尿道、陰道及肛門的位置做起！

　　骨盆底肌體操又稱為凱格爾運動，效果經過實證，連排尿問題或輕微的骨盆臟器脫垂都能改善。骨盆底肌是要直接訓練尿道、陰道及肛門正確拉抬。我們要堅持不懈，練到能夠不用屁股的力量，單憑骨盆底肌收縮或舒張。

基本訓練

仰臥並豎起膝蓋的姿勢容易讓人意識到骨盆位置。目標是要能夠分別意識到尿道、陰道及肛門。剛開始只能區分前側和後側也沒關係。拉抬時一定要吐氣，有意識地進行呼吸。

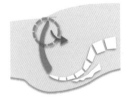

1 首先是前側。將尿道和陰道往腹部慢慢使勁拉抬，維持10秒後隨即放鬆力道。

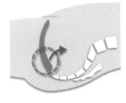

2 這次要從肛門往腹部當中拉抬。同樣慢慢收縮10秒後再放鬆力道。

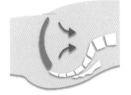

3 接下來要拉抬整個骨盆底肌，維持10秒後再放鬆力道。也可以試著做1～3隨即迅速收縮的版本。

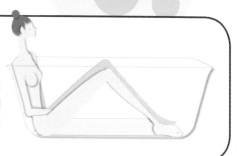

不曉得該怎麼動的人，就泡在浴缸裡邊摸邊做

不曉得收縮或舒張方法的人，就把一根手指放進陰道3～4公分處。假如能夠收縮到讓手指往上拉進來就是正確做法，假如手指被頂出去則是錯的！

學會基本功之後，就可以嘗試各種姿勢！

學會躺著做的人，不妨用各種姿勢做做看。假如能在10秒間一直持續拉抬，就瞬間收縮或舒緩，練習兩種都能做。

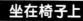

坐在椅子上

深深坐在椅子上，以豎立骨盆的姿勢試著做做看。無法意識到位置的人，就把捲成筒狀的毛巾放在骨盆底肌之下。

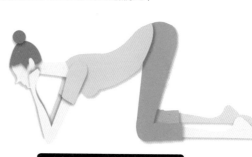

以趴下的姿勢去做

以趴下的姿勢去做，故意讓自己很難意識到骨盆底肌。從指尖到手肘往上帶到屁股後，難度就會更加升級！

兼做仰臥抬提（hip lift）

從基本的姿勢抬起屁股，再讓肩膀到膝蓋保持一直線，意識到骨盆底肌的存在。

學會這個就能受用一生！
養成無意識就能使用骨盆底肌的習慣

培養拉抬的感覺，隨時意識到骨盆底肌的位置

　　為了讓骨盆底肌不衰退，真希望能夠在無意識間收縮或舒張骨盆底肌。除了預防和改善漏尿或臟器脫垂之外，也是為了練出沒有贅肉的腹部或小蠻腰而用力拉抬，期盼各位可以養成習慣。骨盆底肌是讓軀幹穩定的最大關鍵，為了讓姿勢顯得精神奕奕，一定要努力做2、3個月看看。

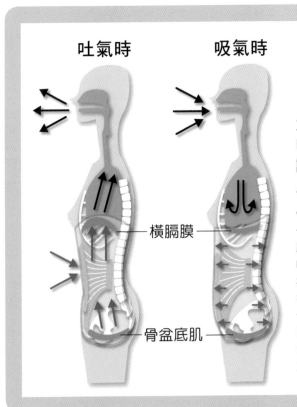

吐氣時　　　　吸氣時

橫膈膜

骨盆底肌

**意識到骨盆底肌的
呼吸課！
讓橫膈膜和骨盆底
肌聯動**

骨盆底肌是深層肌肉之
一，運動時會特別牽動橫
膈膜（肺部下方的肌肉）。
吐氣時會連橫膈膜一起拉
抬，吸氣時腹壓會提升，
橫膈膜下降，骨盆底肌會
伸展開來。假如能夠意識
到這一點，就證明活動方
式正確。呼吸練習要反覆
施作多次。

暗中偷偷進行！24小時運動

隨時隨地都可以神不知鬼不覺進行的骨盆底肌訓練。施作時不借助屁股或腹部的力量，純粹靠骨盆底肌運動，慢慢提升難度。

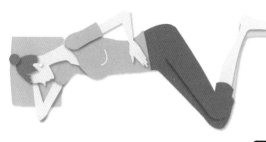

直接躺在床上做

假如以橫躺方式進行，難以施力到腹部，應該就可以輕易了解使用骨盆底肌的感覺。這時要將手抵在下腹部，意識到骨盆底肌的位置。

雙手撐在廚具或桌子上做

站著的時候屁股不要用力，將雙手撐在前面，施作時也用手。背脊挺直，只用骨盆底肌的力量拉抬。

抓著電車的吊環做

搭乘電車時不要坐下。抓著吊環應該較能將意識集中在骨盆底肌，而不讓屁股用力。

遠距工作的途中做

坐著時要找時間拉抬骨盆底肌。雙腿張開後難度就會上升。

邊看電視邊做

廣告一來就是骨盆底肌時間。將手肘支在膝蓋上，屁股突出去，這個動作會讓難度稍微上升。

Chiaki's case

column
02

[與排尿問題抗戰]

> 這才不是阿婆的疾病！
> 與更年期密切相關的
> 頻尿和漏尿問題

　　我的排尿問題是出了名的。不但到處講過或寫過，還上過NHK的**漏尿特別節目**。我在更年期正盛時的症狀比現在還嚴重。剛開始以為是畏寒。身體一冷壓力也多，惡化之後就出現頻尿的症狀。

　　外出時憋不住會很麻煩。即使去看電影也要三番四次跑廁所。因為不好意思而沒回到座位上，演到一半就離開電影院。哈利波特紅翻天，我卻沒法看（笑）。假如迅速跑進百貨公司的廁所，發現大排長龍，**就先蹲下再說**。蹲下之後再用雙腿以物理的方式使勁憋住。別人見了我，想必會以為「這個阿婆是不是肚子痛」。我也會覺

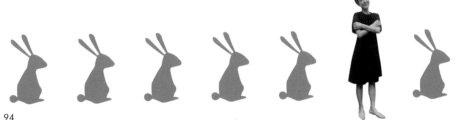

得自己突然成了阿婆。一般人會認為這只是老化，是阿婆的疾病，事實卻並非如此，而是和自律神經有關。我看了醫生之後，得知病名是**「膀胱過動症和急迫性尿失禁」**。明明膀胱裡的尿沒有積得那麼多，卻想上廁所。這一型的頻尿憋不住就會漏尿，神經傳導和骨盆底肌的衰弱混在一起就會像我一樣。

後來，我得知排尿問題也會與女性荷爾蒙聯動。畢竟無論看哪本書，都沒有寫到這和女性荷爾蒙有關係。要是荷爾蒙量減少，位在骨盆底肌的括約肌就會衰弱，神經會變得敏感。自律神經也會有影響──這種事哪個文獻都沒寫。

我是在開始服藥後才變得大為舒坦。剛開始是一種叫做「衛喜康」（Vesicare，膀胱過動症治療劑）的藥物。保溫也有必要，雖然別人說還要做運動比較好，等效果出來卻要花時間。以往都是憋著和縮小行動範圍，**與其讓漏尿護墊吸飽水分**，還不如好好吃藥。於是我就明白了。要記得一面用藥，同時一面做骨盆底肌體操，還要照顧心理健康。衛喜康的副作用是口渴，所以現在醫生開了不會口渴的新藥，叫做「Beova」。

我們的心中有一種誤解，認為服藥好像會讓身體惡化，最好盡量別吃……不過改善更年期的藥物大多屬於暫時性。頻尿或漏尿的藥物也可以先吃吃看，等症狀治好了再停用。反正溫暖的季節裡沒有藥也能過得好。更年期是身體功能下降，自身弱點表露出來的時

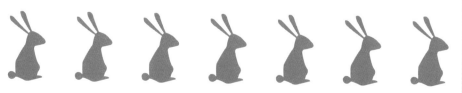

期。要掌握來自身體的訊息，衰弱的部分就先用藥。為免降低人生的品質，要做個**懂得用藥的女人**。

而在仰賴藥物的期間，也要扎扎實實持續鍛鍊骨盆底肌。骨盆底肌在體質上虛弱的人，容易在持續畏寒、累積壓力或疲勞時出現症狀，所以要養成做骨盆底肌體操的習慣，屆時才能妥善應對。

雖然我是膀胱過動症，但**在打噴嚏的同時漏尿**則屬於「腹壓性尿失禁」。這也是因為尿道口周圍的肌肉鬆弛，所以要記得做骨盆底肌體操。就算是沒有漏尿煩惱的人，骨盆底肌訓練也最好是從現在開始做起。相信自己的肌肉不會衰退的人，總有一天也必然會面臨衰退。

骨盆底肌是相當難以鍛鍊的肌肉。我在搭乘電車時或喝茶時，只要發現機會就會做。儘管是在**小小的天地裡運動**，從外表看不出來，將來也一定會成為自己的支柱。雖然要花時間，卻有鍛鍊的價值。

可喜的是，現在出了很多骨盆底肌護理和漏尿相關用品。替私密部位保溫的也不錯。必要的日子裡就使用護墊。假如因為漏尿而喪失自信，減少外出或辭掉工作，還真是令人難過。大家也一樣。要在接二連三外出之際，暗中鍛鍊骨盆底肌。

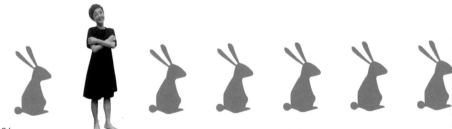

煩惱的不是只有妳！
停經前後的
「心理不適

總覺得身心都很無力，身體狀況差，心情也很低落。
突然就感到焦躁，每天持續失眠。
什麼事都做不好，愈是手忙腳亂，
不安或焦躁感就愈會襲來……。
這種心理不適全都是因為荷爾蒙低落，讓大腦失常。
歡欣雀躍的心靈終究會回來。
現在只要想著好好吃飯和睡覺怎麼樣？

憂鬱、失眠及其他情緒問題

為什麼會產生心理不適？

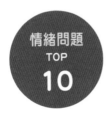

情緒問題
TOP
10

焦躁‧易怒

意欲低落‧沒有幹勁

情緒不穩

容易流淚‧
神經過敏

**健忘‧
記憶力低落**

不安感‧焦躁感

憂鬱感‧沒有理由的悲傷‧低潮

只有荷爾蒙紊亂時才會出現的變化。
要明白這只是暫時的「情感波動」

　　健忘得很厲害……難不成患了失智症？老是睡不著感到焦躁，總覺得自己變成了討厭的女人──其實沒有必要這樣想。這只不過是更年期的開端，女性荷爾蒙急遽減少，讓大腦受驚，跟不上情況罷了。我們要從現在能試的方法一步步做做看。

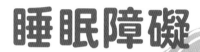

睡眠障礙
（失眠・淺眠等）

專注力盡失・失去
按部就班的能力

自我否定・自我厭惡

情緒問題個案分析

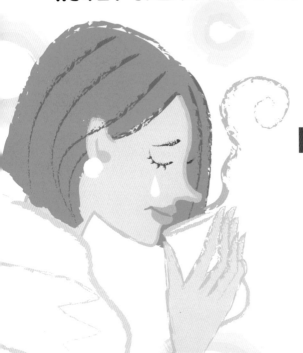

起不來，
好想睡，
不想做晚餐。
家人說
我得了「懶病」…
（M.M.女士）

沒辦法跳過家事不做的我，覺得起床很辛苦，身體好沉重，馬上就想躺在沙發上。自己也沒注意到這是更年期，家人說我得了懶病，實在很難受。

做了將近30年的工作。
明明獲得信賴，當上了部長，
卻突然完全無法專心。

（T.W.女士）

剛剛才為了部屬無關痛癢的行為而感到焦躁，接著就無法專心，工作完全沒有進展。雖然把工作帶回家努力做，卻總是睡眠不足，每天身體狀況都不佳。

自己在驟然間發生變化，以往覺得舒暢平和的家突然令人厭惡，例行的家事或工作完全做不了。就讓我們聽聽諸位前輩度過波動期的實際經驗。

只不過是看了部老掉牙的連續劇，**淚水就停不下來。**我還真奇怪……（Y.S.女士）

原本不是個愛哭鬼，卻覺得情緒不穩，偶然看了韓劇就嚎啕大哭，聽了朋友的故事也跟著哭……。

去超市買東西，**卻不曉得要買什麼！**（A.M.女士）

之前還在感嘆自己健忘的次數變多了。有一天我和平常一樣去超市，卻突然驚覺：「咦，我要買什麼？」愣在原地不知所措。不曉得想買什麼，該買什麼。原本我就不是會攜帶購物清單的那種人，但從此之後就一定會先寫清單再去買。

想不起別人的名字，健忘得很厲害。**難不成我已經得了失智症？**這樣一想就更憂鬱了。（Z.K.女士）

到了50幾歲後半，就想不起別人的名字和東西的名字，真是嚇人。原本應該是喜歡跟別人聊天，後來卻逐漸懶得跟別人碰面，低潮的心情慢慢激烈起來。

來不及打扮，趕不上赴約，還連連放鴿子！

真擔心我會不會沒朋友。

（N.O.女士）

明明趁早開始打扮，動作卻不俐落。無法決定要穿的衣服，拖拖拉拉趕不上赴約。最後往往是臨時取消……。

性格突然改變。不管對別人和自己

都無法信任…… 自己真是個有夠討厭的女人

（T.H.女士）

當時變得疑心病重，又不坦率。想必是更年期改變了性格。

每逢搭乘電車或公車，無法言喻的**不安就一定會襲來**。

（M.D.女士）

我就是怕搭交通工具。自己開車就可以，但別人開車也不行。幾年來也無法跟別人去旅行。直到更年期過了，才發現是怎麼回事。

只不過是腳撞到了垃圾桶 就踢飛它，無理取鬧將漢堡排扔過去。

（T.M.女士）

直到最後都很焦躁。甚至在撞到東西後，就把漢堡排和其他食物扔過去。

以前和女兒和睦到形影不離，
有一天卻突然像解除魔法一般，

覺得「我沒辦法養她了」

（F.I.女士）

以前會跟高中生女兒一起出門，無話不談，就像最好的摯友一樣。後來卻逐漸討厭她，覺得女兒的所作所為樣樣令人惱火，為什麼不能順我的意呢？甚至還忍不住對丈夫說：「我已經沒辦法養她了！」事後想想，改變的不是女兒，而就只是自己更年期情緒不穩。

對於丈夫的行為感到焦躁。

光是看到髮旋
就會發火……

（S.H.女士）

有段時間毫無理由地感到火大或低潮，情緒不穩。平常跟丈夫一起生活，感情波動的原因就出自於他。光是看到髮旋就會湧起怒火。

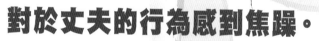

為免心理問題擴大，應該思考能做到的事

～來自对馬醫生&千明女士的建議

其實這不是憂鬱，而是「情緒」的問題

心理不適是女性荷爾蒙造成的動搖，更年期暫時的感情波動。與其說是精神，不如說是更低階的「情緒」問題。更年期的「憂鬱」並非真正的憂鬱。只不過是大腦功能低落，血清素變少，沒辦法喜不自勝。絕不是妳不好。

（对馬醫生）

暫時仰賴藥物也不壞！

我也為失眠所苦，最近開始服用安眠藥。以前還心懷抗拒而沒有使用，服用之後卻相當有效，狀況不錯。要是早點服用就能早點治好了，真是可惜。首先關鍵就在於睡得著。更年期不會持續一輩子，假如可以改善現在的狀態，用藥也無妨。

（千明女士）

稍微運動一下。心理的問題靠身體解決！

這段時間會對壓力特別敏感。明明是常見的夫妻吵架，「好過分！真想離婚！」的心情卻會湧上來。當壓力爆棚時，就要試著動一動。

靠身體解決精神不穩和心理問題是個好方法。讓心靈跟上腳步很慢，身體的反應卻很快。身體是不會騙人的。

（千明女士）

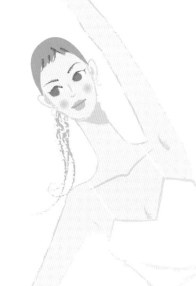

失去按部就班的能力，也是因為女性荷爾蒙減少

一旦女性荷爾蒙減少，大腦功能低落，就會不懂得按部就班。無法循序漸進衡量事情，以至於沒辦法購物或做晚飯。記憶力也會下降，喪失專注力。這時大腦會承受到壓力，整顆大腦就會高呼「荷爾蒙，加油、加油」，除此之外就無法思考。我們要了解這一點，冷靜面對變化。

（対馬醫生）

衡量許多人煩惱的「睡眠」問題
妳的「失眠」程度有多少？

據說半數的更年期女性會失眠。
妳的睡眠是正常的嗎？

　　原本年紀增長就會讓睡眠變淺變短，停經前後還會因為上火或流汗，導致很多人得不到熟睡感。睡眠不足最容易降低免疫力。假如沒有睡眠，各式各樣的疲勞和壓力就無法恢復，要將這個問題放在第一位優先改善。失眠本身會讓人煩惱，有時還會慢性化，需要當心。

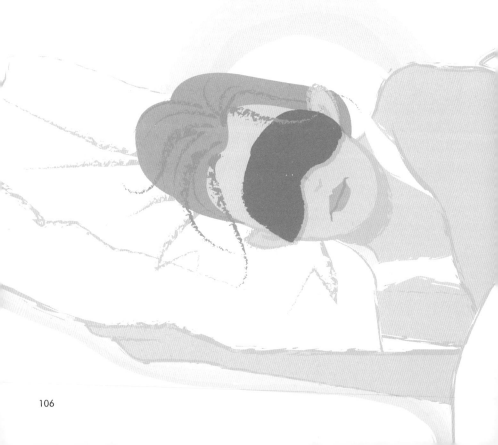

失眠度自我檢測

- 常常躺在床上30分鐘以上還睡不著。
- 夜裡醒來好幾次，要花時間再次入眠。
- 醒來的時間比預定早2個小時以上。
- 無論睡眠時間多少，也沒有睡飽的感覺。
- 早上不能神清氣爽地醒來，身體感到沉重。
- 白天睡意侵襲，沒多久就精神恍惚。
- 睡眠不足常讓人心情低落或焦躁。
- 總覺得容易疲勞，提不起多大幹勁。
- 平均睡眠時間在6個小時以下。
- 假日的睡眠時間比平日長2個小時以上。

妳中了幾個？

過去1個月經歷多次的項目為3個以上者，就表示幾乎陷入失眠狀態。符合的項目愈多，失眠程度就愈高，要有所自覺。

5

心理不適

--- MEMO ---

更年期鼾聲會增加！
要注意「睡眠呼吸中止症」

睡眠呼吸中止症（SAS）的特徵在於宏亮的鼾聲，睡眠當中會屢次停止呼吸。女性雖然很難發出鼾聲，不過女性荷爾蒙（黃體荷爾蒙）具有刺激中樞神經的作用，到了更年期就會一口氣減少，使得鼾聲增加。要在變成重症之前諮詢醫療機構。

了解自己屬於哪一型，衡量具體的對策！

失眠的症狀五花八門

入眠障礙

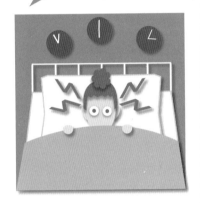

特徵

即使鑽進被窩也無法順利入眠。要花30分鐘～1小時以上才會睡著，為此所苦的狀態。是失眠症求助最多的種類。

對策

妳是否容易懷著不安或壓力呢？要是想太多，擔心「睡不著怎麼辦」，身心就會緊張，反而更睡不著。要記得舒舒服服泡個澡，睡覺前做輕微的伸展操，消除緊張。鑽進被窩後就什麼都別想，盡量放鬆身心。

中途清醒

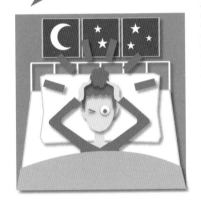

特徵

夜裡醒來好幾次，一旦醒來之後就無法順利入眠的狀態。淺眠就容易醒來，愈是高齡這種煩惱就愈多。

對策

每逢在夜裡醒來，往往就會忍不住查看時間。要是過於意識到醒來這件事，中途清醒的現象就會變本加厲。為了避免意識到時間，睡覺時附近不要放時鐘，要是醒來就喝熱牛奶，聽聽音樂也不錯。更要記得接受「更年期無可奈何」的事實。

失眠的種類和症狀可以分為好幾種，假如知道符合哪一種，就容易找出解決方法。兩種以上併發的情況也很多，要記得以寬廣的視野觀察。

熟睡障礙

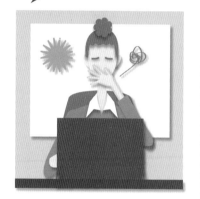

特徵

睡眠時間明明充足，卻沒有睡飽的感覺。清醒之後覺得不舒服，白天也想睡。還要擔心睡眠呼吸中止症……。

對策

一個人能睡得好，是因為「疲勞而睡」、「到了夜晚就會睡」。假如因為不覺得疲勞而睡不著，就要在睡眠前幾小時做1個小時左右的輕微運動。為了讓身體知道晚上到了，要趁著上午好好沐浴在陽光下。睡眠前的幾小時不要碰電腦或智慧型手機，事先調暗照明。

早晨清醒

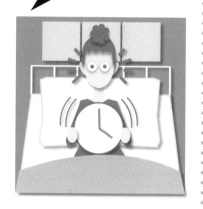

特徵

醒來的時間比自己想要的時間早2個小時以上。特徵在於即使睡回籠覺也睡不著，年紀愈大次數就愈會增加。

對策

或許原因在於不規律的生活。藉由好好攝取營養，適度運動，睡眠品質就可能提高。另外，早上沐浴在陽光下後，生理時鐘就會提前，所以上午時間還早就要特意避免日光照射。相對的，假如充分沐浴在陽光下，生理時鐘妥善重設的可能性就會提高。

消除「難以入睡」的要領

讓自律神經順利切換

失眠與自律神經息息相關，而女性荷爾蒙的減少會錯誤觸發交感神經。一旦副交感神經位居優勢，睡意自然就來了，所以從交感神經切換過來會極為重要。

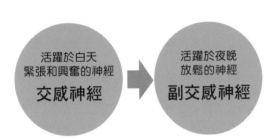

活躍於白天
緊張和興奮的神經
交感神經

➡

活躍於夜晚
放鬆的神經
副交感神經

讓副交感神經位居優勢的訣竅

- 睡前1～2小時泡溫水澡。
- 做輕微的伸展操，要到覺得舒服的程度。
- 避免睡前飲酒，要喝溫熱的飲料。
- 睡覺前不要暴露在智慧型手機或其他強光下。
- 用肚圍或長筒襪溫暖身體。
- 調整光線、聲音、溫度和溼度，讓人能夠放鬆。
- 想像最能讓人放鬆的風景。

藉由「睡眠日記」提升酣睡能力！

醫療機構也在用的「睡眠日記」，是要記錄鑽進被窩的時刻，就寢的時刻，醒來的時刻，從床上爬起來的時刻，午睡、打盹或白天的睡意等。睡眠日記的App也相當熱門，還有網站可以下載能夠列印使用的專用紙。

活用誘發睡眠的香氛，讓身心放鬆！

芳療是藉由香氣的力量讓大腦和身體放鬆，讓副交感神經位居優勢，形成容易入眠的狀態。我們可以試著從洋甘菊、薰衣草、茉莉、依蘭依蘭、佛手柑、天竺葵等植物，尋找能夠放鬆的香氣。

「安眠寢室」的基本重點

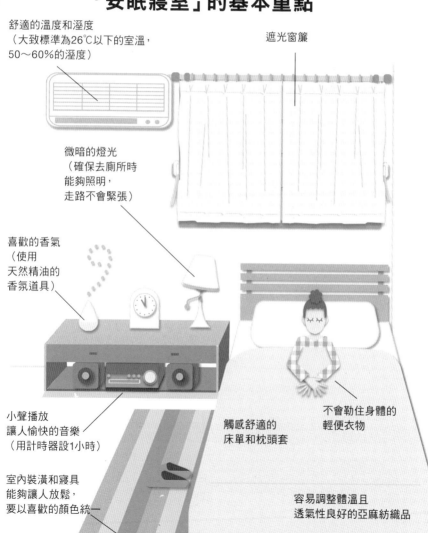

舒適的溫度和溼度
（大致標準為26℃以下的室溫，50～60%的溼度）

遮光窗簾

微暗的燈光
（確保去廁所時能夠照明，走路不會緊張）

喜歡的香氣
（使用天然精油的香氛道具）

小聲播放讓人愉快的音樂
（用計時器設1小時）

室內裝潢和寢具能夠讓人放鬆，要以喜歡的顏色統一

觸感舒適的床單和枕頭套

不會勒住身體的輕便衣物

容易調整體溫且透氣性良好的亞麻紡織品

睡不著的煩悶之夜⋯⋯
能夠輕鬆嘗試的酣睡穴道

我們身上的穴道數量有600處以上，也有幾個具有酣睡功效的穴道。只要按壓得當，就能和就寢時的伸展操一樣，感受到放鬆的效果，請各位務必一試。

有效酣睡的穴道前3名

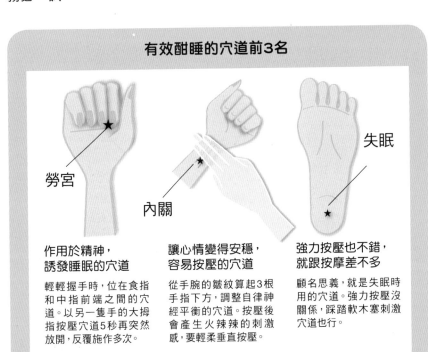

失眠

勞宮

內關

作用於精神，
誘發睡眠的穴道

輕輕握手時，位在食指和中指前端之間的穴道。以另一隻手的大拇指按壓穴道5秒再突然放開，反覆施作多次。

讓心情變得安穩，
容易按壓的穴道

從手腕的皺紋算起3根手指下方，調整自律神經平衡的穴道。按壓後會產生火辣辣的刺激感，要輕柔垂直按壓。

強力按壓也不錯，
就跟按摩差不多

顧名思義，就是失眠時用的穴道。強力按壓沒關係，踩踏軟木塞刺激穴道也行。

---- MEMO ----

婦科對於失眠的因應之道是？

假如到婦科就診，醫生就會配合狀況開立處方。像是依替唑命之類的睡眠導入劑、中藥抑肝散加芍藥黃連、柔速瑞（Rozerem，歸類為褪黑激素受體促效劑的安眠藥）、胺基酸類的睡眠營養劑等。

第 6 章

與婦科聰明相處 培養

患者能力！

對於女性荷爾蒙的波動感到疑惑時，
能夠仰賴的就是像対馬醫生這樣的婦科醫生。
想要遇到好醫生，讓對方成為夥伴，
學習「患者能力」也很重要。
我們在就診或篩檢時，
要注意什麼地方呢？
這一章實際請教了主治醫生兼患者的対馬醫生和千明女士，
如何提升患者能力的秘訣。

「要是身體不好，連講話都會很辛苦。」

千明　從2020年起，我受邀在対馬醫生的診所中主持「更年期諮商門診」（由美容專家以過來人的觀點，輔導懷有更年期煩惱的女性），但很多患者光是看一眼就知道她難受。會知道對方身體狀況不好，也完全沒有辦法化妝。

対馬　外表也包含在「診察」之內。其中也有病況危險一點的人，從早上就畫了鮮紅的口紅。還有很多人心情焦躁，在窗口爆發怒火。「別讓我在這種地方枯等啦！」「妳們真是夠了！是在耍我嗎？」不過呢，這是因為她們的情況真的很糟。讓患者等候也是我們不好，所以我會對工作人員說：「假如患者那樣叱責妳，妳就當作對方狀況是真的很差。」

千明　更年期發生諸多不適時，光是要先聽對方說話就是件苦差事。因為想說的話沒有彙整過。

対馬　沒錯沒錯。初診時我問對方：「今天感覺怎樣呢？」對方就說：「呃，我家的貓⋯⋯」開始講起長篇故事來（笑）。其中還有人好好說完了故事，卻還接著說：「以前發生過這樣的事情，當時是怎樣怎樣⋯⋯之後貓死掉了，於是就這樣那樣⋯⋯」怎麼也停不下來（笑）。

千明　那是因為貓咪死掉的關係，才開始察覺到不適的故事嗎？

対馬　沒錯。剛開始會請對方寫病歷表，看了之後判斷

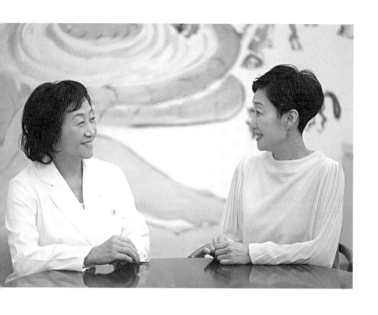

千明

「希望患者先說最困擾的事情是什麼，最想解決什麼問題。」

「是因為更年期才難受啊」，同時傾聽她們的說法。即使如此，沒辦法好好整理思緒，講話落落長的人非常多。

千明　要是患者願意先告知現在最困擾的事情是什麼，第一個想要解決的問題是什麼就好了。

対馬　即使沒有什麼特定的症狀，而是整個身體的狀況都不好，也可以像健康諮詢一樣上醫院求診。這時只要說「最近身體狀況很差，希望能做綜合諮詢」就好了。不過，基本上我們是健保診療診所，分給一個人的時間有限。因為講話落落長的人太多，所以現在會在櫃檯說明「講話時間較長的人要另外收費」。普通的健保診療大概1小時看10個人，人擠人的醫院婦科醫生半天就要看100人，還有人一天看150人。一般的

診療是一個人3分鐘，我們診所是一個人10分鐘，可以稍微多講一點。

千明 更年期醫療的自費診療診所當然也會增加。因為花在一個人的時間會變長。

対馬 真希望患者也會想到「這30分鐘應該有5、6個人在等」，輪到自己就快點進去，快點講完。像是說明「我很擔心這個部分」、「從什麼時候開始」、「症狀嚴重到什麼程度」。接著醫生再針對這點詳細詢問，判斷「那就來檢查吧」或是「那就來抽血吧」，正常來說應該要像這樣流暢進行。

千明 不過，事情不會迅速順利進行對吧？患者沒辦法流利回答醫生的提問。

対馬 是啊。像是「妳會記錄基礎體溫嗎」、「最近一次生理期是什麼時候」、「月經週期的情況怎麼樣」，明明是簡單的問題，卻也有很多人答不出來吧？比較常見的是會先說「請等一下」，再開始尋找智慧型手機裡的月經紀錄。

千明 應該會有人沒辦法馬上叫出資料吧？

対馬 沒錯。都已經一直在等了，但在叫出資料之前也要花很多時間。好不容易叫出來了，卻很難看得清楚。1個月份的資料縮得超級小，螢幕上完全看不到（笑）。

千明 也有人不但自己說話要花時間，還會因為身體

状況不好，無法輕易了解醫生說的話。

対馬 許多醫生不擅長說明，或許也讓情況更嚴重（笑）。另外，第一次聽到的單字有時也完全不會記在腦子裡。這就和在學校上課一樣。許多人在診察室一副聽懂的樣子，回到家就完全想不起來，這是怎樣啊？

千明 要是能夠確實做筆記會比較好呢。而且回到家也可以重看一遍複習。不過也有很多人身體吃不消，腦袋轉不過來，沒有辦法做筆記，詢問醫生能不能錄音也遭到拒絕。我認為讓患者錄下診察的過程也無妨。

対馬 是啊。不過呢，也有人看診時會發呆，意識不曉得飛到哪裡去。那樣也有好處，既然知道患者的狀況相當糟糕，就和對方一起仔細看檢查結果，跟面對孩子一樣逐一指導。感覺就像是「更年期幼稚園生」。平常的診察也一樣，雖然盡量做到淺顯易懂，使用插圖或圖表拚命講解，不過要讓原本就對女性荷爾蒙機制一無所知的人聽懂實在很辛苦。首先要從那裡講起。「女性荷爾蒙是什麼」、「卵巢是什麼」、「子宮是什麼」，接下來是「大腦的機制是怎麼回事」……必須從頭解釋到尾。所以我們才開設「女性荷爾蒙補習班®」的講座，期盼苦於更年期不適的女性能夠獲得正確的知識。

「我們要更了解自己的身體。」

千明 講座始於2002年,至今已經過了相當久。醫生妳總是對患者說「希望妳先參加1次荷爾蒙補習班的講座」對吧。

対馬 沒錯。我會希望無法了解醫生說明的人,務必要聽1次講座。即使診察時花了大把時間說明之後,提議:「今天也做了檢查,下次再來看結果並說明。總之,今天要不要先開個中藥呢?」對方也會反問:「請等一下,那是什麼中藥?」當我說:「我認為桂枝茯苓丸和加味逍遙散不錯,妳認為如何?」對方又回:「那是什麼?請說明一下。」然後就又全部講解一遍,讓對方考慮。我從很早以前就在等妳做決定了喲(笑)。後來我就給患者各種資料,說:「那就麻煩妳過目一下,假如方便的話,要不要來參加女性荷爾蒙補習班®呢?」

千明 醫生實在太周到了(笑)!患者沒有疾病的專業知識也是沒辦法的事,但應該更加了解自己的身體和女性荷爾蒙,不然對自己來說也是種損失。就診不就是與醫生之間的療程嗎?並非單方面求人教,關鍵在於合作的態度。原本我們這一代的風潮,就是認為出了社會工作3年後離職結婚就是幸福,所以其實我也知道沒有社會性的女性是存在的。一直當家庭主婦,完全不知道什麼女性荷爾蒙,就迎來更年期的人並不

少。偶爾還會有到了40歲，連一次都沒去過婦科的人。

対馬　不，還有的職業婦女到了50歲才去婦科。即使是「一直努力讓職涯成長」的人，對於健康和女性荷爾蒙的相關知識也實在少得可憐。日本有很多5、60歲的人同樣是一無所知。

千明　即使說要接受婦科篩檢，也只會篩檢子宮頸癌這一項呢。

対馬　「乳癌的篩檢呢？」、「以前一次都沒有做過。」以上仍然是常見的模式。沒有做過篩檢，連避孕藥或荷爾蒙劑都沒有使用過，這也是常發生的事。

千明　相比之下，我們的患者都會在網路上大肆查詢，掌握各式各樣的資訊。

千明

「有的人別說是沒有接受篩檢，就連婦科都沒去過。」

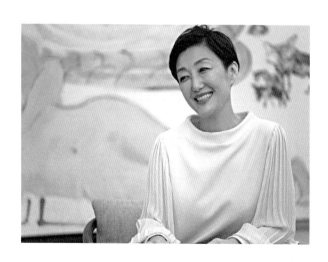

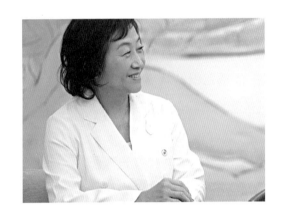

千明

「婦科的家庭醫師是理想的選擇！」

对馬 這反而會成為令人不安的要素。比如像是手指僵硬時，當我說：「喔，這不是風溼之類的疑難雜症，而是更年期常見的症狀。」對方就會問：「咦，是這樣嗎？可是我搜尋骨科，查詢資料，跑了好幾個地方，然後在那裡檢查。即使這樣，醫生還是說不知道。」於是我就解釋：「不過呢，從女性醫療的立場來看，這是更年期常見的症狀。要不要考慮接受更年期的治療呢？」這種情況實在是稀鬆平常。原本搜尋資料的觀點就不同了。

千明 其實我真希望婦科有家庭醫師。不過，大醫院並沒有類似对馬醫生這樣「女性醫療」的醫生。

对馬 大學醫院或當地的大醫院是手術或生產的地方，做其他醫療的人少之又少。婦女健康是嶄新的領域，這10年來專科醫生總算增加了。

假如要諮詢更年期問題，最快的方法是尋找像我

這樣的開業醫生，尋找女性診所中拚命致力於健康諮詢領域的醫生。「女性醫療網」或「更年期協會」的相關網站當中，就會介紹能夠商量更年期問題的醫生。不妨從中選擇附近能去的地方跑一趟看看。另外透過口耳相傳尋找也不錯。不是網路上的口耳相傳，而是聽身邊的人說「去這裡真是太好了」。

千明　現在大醫院幾乎沒有「女性門診」。更年期醫療原本就做不起來，因為完全成不了一門生意。

說得明白點，無論是聽患者說話或提供建議，都不算在診療報酬的點數內。社會由經濟所推動，不久前揭櫫「更年期門診」的醫院，其實已經消失了。

対馬　也沒有醫生能夠應付百般不適的人滔滔不絕吧。沒有受過訓練的醫生無力處理，醫院也無利可圖。老實說，這就是現實。大醫院的婦科醫生24小時生產、急救、動手術，完全沒有閒情逸致聽非急診病患談身體狀況。

千明　大家即使生點小病也會查詢名醫或去大醫院，認為去大醫院就好。

対馬　不過，那是手術的名醫。假如能動手術倒好，但就算告知是更年期不適，醫生也不奉陪。我的更年期患者因為乾燥而肌膚粗糙，去了大學醫院的皮膚科，卻完全沒接受過醫治。即使陳訴病情也

対馬

「不過，像我這樣在做女性醫療的醫生，大醫院可是完全沒有。」

沒當成患者收治，真是去錯了地方（笑）。

千明　即使將影像資料連同介紹信一起帶去，大醫院也不會看，還要再重新檢查，這也很可惜。要是沒有檢查，醫院就沒有收入。聽說院方也會教醫師「即使影像資料沒問題，也要再在我們這裡檢查一次。」關於這一點，对馬醫生在我提到曾在大學醫院做檢查之後，就說「麻煩妳帶檢查結果過來」。

对馬　哎呀，雖然我們沒有獲利，但是沒關係。我們診所的患者統統都會帶過來。要是我問：「大學醫院的檢查怎麼樣？」而對方回答：「該怎麼說呢，醫生的解釋我聽不太懂。」我也會說：「我會幫忙說明，麻煩妳帶過來。」

千明　即使像对馬醫生的醫師很少，也還是要記得尋找真正會聽自己說話的家庭醫師，從平常開始來往。家庭醫師不管哪一科都好嗎？

对馬　果然還是該選婦科吧？女性最好是以婦科的家庭醫師為第一個入門對象。比如在法國，從15歲起就會由婦科擔任家庭醫師。因為法國成功打造出輕鬆生產和工作的環境，出生率呈V字回復。男人或許也可以去內科，但女人還是去婦科才好。到了60幾歲，身懷內科併發症的人很多，或許兩邊都去比較好。主要是看婦科，外加內科。

千明

「要怎麼樣找到好醫生？」

千明　啊，我也是這樣。雖然一直都由対馬醫生來當主治醫師，但到了60幾歲，貴診所內科醫生出場的次數就變多了。

対馬　70幾歲以上過了卵巢癌的好發期，或許可以去內科和骨科。這麼說起來，現在年輕的女醫生正在增加當中。婦科醫生有7成是女性，不想從事保健領域而選擇婦科的女性醫師也在變多，其中像我一樣從事保健的開業女醫師就增加了許多。

千明　挑選醫生最好的方法，也是要看經歷嗎？

対馬　是啊，可以的話，最好是選擇擁有專科醫生資格，整整10年在大醫院或大學醫院工作的人。另外，網站上明確記載致力於青春期、更年期、性教育或性暴力措施的人就不錯。其實要是有「女性保健」或「女性綜合醫療」的科目就好了。國外會將婦女健康視為一個分類，與婦科有點不同，與綜合內科也不同。其中也包含心理健康，暴力或虐待防治，以及健康教育。連篩檢、公共衛生及統計等觀點都涵蓋在內，是確實存在的分類。

千明　即使日本的地方醫院有急診婦科，也還沒有類似這樣的保健分類吧？

対馬　不過，遠距診療也逐漸普及，應該不會因為偏遠而不可行。我的診所也已經開始透過智慧型

対馬
「經歷或簡介也很重要。
要找擁有專科醫生資格的人！」

手機做遠距診療。通常就近去婦科接受診察也不錯，我反倒希望大家這麼做。假如能夠獲得「婦科跟妳說了什麼」或「內膜的厚度是幾公釐」之類的資訊，我們這邊也就可以做判斷。每年篩檢1次，需要時直接面對面，之後只要能夠遠距面談，商量「要送什麼藥過去」就好了。還

千明

「未來是遠距診療的時代！」

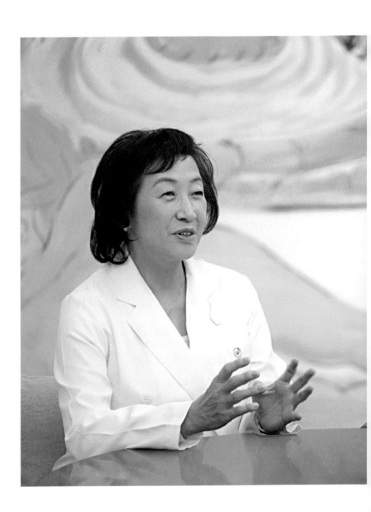

可以送處方箋或藥物過去。我已經在新宿診所的戒煙門診和避孕藥門診開辦這項服務。

千明 遠距診療真好啊。方便的話，真希望醫生可以提供資訊，像是鳥取縣的哪個醫生好之類的。就以輕鬆的心情在網路上交談。

対馬 沒錯、沒錯，就把醫生當成隨意相處的朋友，當成長期交往的朋友。希望將來會變得這樣。

千明 還有，關於症狀或疾病方面，應該要自行查詢到什麼程度再就診呢？

対馬 這一點在學會和醫師會也蔚為話題，但若搜尋症狀或病名，就會迅速出現類似宣傳網站的東西。看了那些東西，就會發現裡頭也寫著錯誤的資訊。可以的話，希望大家瀏覽學會、醫會或厚生勞動省等機構推出的官網。不過，這種網站是寫給專家看的，讀起來很難懂，說明又硬，不妨大略看過，之後再直接由醫生幫忙說明。

千明 因為不適而先去婦科看看，結果卻什麼治療都沒做的人也出乎意料地多呢。

対馬 那是因為醫生說明療程要花時間，就算開了荷爾蒙劑也完全賺不到錢。要是不小心講解起來就會落落長，所以許多醫生會試圖避免發生這種情況。

千明 所以講解也很隨便，還有的人會聽到醫生說：「要是妳不做荷爾蒙補充療法，就不必再來

「一年直接就診一次。之後只要能遠距交談就好了吧？」

了。」反之，也有人患了熱潮紅，服用中藥也不見效，醫生卻沒有推薦荷爾蒙補充療法，所以就沒有做過。從醫生的角度來看，放著不管也不會死，更不會遭到投訴。現在除了荷爾蒙補充療法之外，並沒有劃時代的改善方式。即使如此，但若醫生沒有推薦，也很難開口說想要做。有時也要看是否跟醫生投緣。記得対馬醫生診所的櫃檯也貼了這樣的告示……。

対馬　的確有貼，上面寫著「凡希望更換醫生者，請隨時提出」。假如跟醫生合不來，換個合得來的醫生就好了。要是意氣相投的醫生說「這樣做比較好」，自己就可以信賴對方。這時就會說「那我就喝喝看」或是「還是用別的藥代替好了」。正因為是自己在治療，是自己的生活方式，才要自己決定。第二意見諮詢（second opinion）也一樣。對自己來說，這個人的意見要放在第一位，這個人要放在第二位，這個人要放在第三位。之後只需由自己決定就好。就算選擇第三個意見而沒有回歸第一個，也用不著不好意思，這是兩碼子事。能夠在可望好轉時試試看，踏出一步的人就會真的好轉，對健康知識的了解也會日益精進。而若老是覺得別人推薦的療法很可怕，不願了解，最後就會裹足不前，無法改變。

千明

「合不來的醫生換掉就好了。」

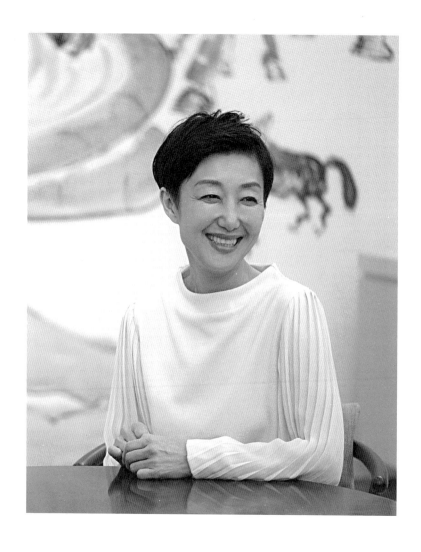

千明　這種人的生活方式始終如一，大概從10幾歲到
　　　80幾歲都是如此。我認為更年期是絕佳的機
　　　會，可以藉由嘗試大幅改變自己的身體狀況或
　　　生活。沒能利用這個轉機是很可惜的。

对馬　沒錯，要踏出一步！

对馬

「更年期才更該踏出一步！」

千明 這要變成關鍵字了嗎！

対馬 沒錯，患者要記得提升患者能力。我認為患者能力是自己決定的能力，是要能夠踏出一步，自己選擇。

千明 溝通能力也是必要的吧。果然醫生也是人，所以我總是幫醫生打氣，精力充沛地向對方說「早安」。也有醫生完全不看患者的臉嗎？

対馬 那就是沒有溝通能力的醫生（笑）。

千明 為了提升醫生的幹勁而努力嗎？努力讓對方診治自己也是必要的。

対馬 哎呀，患者能力終究是人格魅力。身為人類，要能堂堂正正表達自己的困擾、自己的要求。要能了解對方所說的話，再針對內容提出一針見血的問題或應答。假如自己可以同意，就開始治療。希望大家能像這樣與醫生對話，朝建設性的方向邁進。

千明 這就跟談生意一樣。這次的商務談判會對自己多麼有利？反正覺得這個醫生不行換一個就好，醫生終究要為了自己好好工作。

対馬 沒錯、沒錯，醫生就只是單純的專家，要好好利用這個專家才行！

第 7 章

SOS來個不停！
停經前後的
美容問題

停經前後外表也會驟變，尤其是肌膚老化格外明顯。
黑斑、皺紋、鬆弛……老化問題一重接一重，
甚至形成敏感肌，連愛用的化妝品都不能使用。
但這不會持續一輩子。
只要設法熬過去，能夠使用化妝品的日子將再次到來。
毛燥的頭髮、掉髮、指甲的問題、老人臭
也要聰明護理，維持美麗等級！

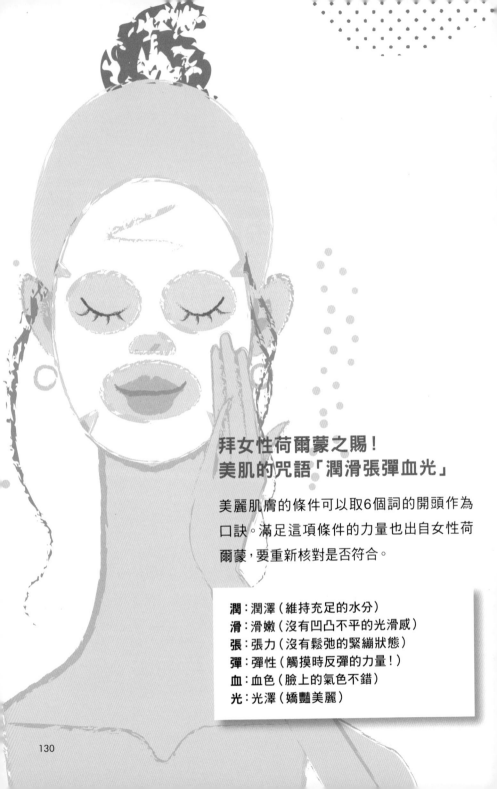

拜女性荷爾蒙之賜！
美肌的咒語「潤滑張彈血光」

美麗肌膚的條件可以取6個詞的開頭作為
口訣。滿足這項條件的力量也出自女性荷
爾蒙，要重新核對是否符合。

潤：潤澤（維持充足的水分）
滑：滑嫩（沒有凹凸不平的光滑感）
張：張力（沒有鬆弛的緊繃狀態）
彈：彈性（觸摸時反彈的力量！）
血：血色（臉上的氣色不錯）
光：光澤（嬌豔美麗）

[肌膚問題]

肌紋　黑斑　鬆弛　暗沉

痘痘　肌膚粗糙

女性荷爾蒙也會直接影響到肌膚
突然變成敏感肌或粗糙肌的人也是如此

　　兩種女性荷爾蒙當中，就以雌激素對美肌特別有貢獻。能夠讓新陳代謝正常運作，保持水分，促進膠原蛋白和玻尿酸的生成。反觀黃體素則有促進皮脂分泌的功用，讓人在月經時長痘痘，從年輕時應該就能實際感受到這一點。停經前後這兩種荷爾蒙都會急遽減少，潤澤、滑嫩、張力、彈性、血色及光澤統統都會降級。也有人會因此承受壓力，使得肌膚變化得更快。突然變成敏感肌或過敏肌，異位性皮膚炎嚴重惡化的原因也在於此。

自我護理重點

秘訣沒有別的，就是要妥善「保溼」！

　　明明什麼刺激都沒有卻發紅發癢，以往使用的化妝品讓人起斑疹……要是事情變成這樣，就要暫時停用以往的產品，著重保溼能力，找出脆弱肌膚能用的化妝品。化妝棉也會起反應，要用手輕輕拍上化妝水。洗面乳或卸妝水也要選擇無刺激性的產品，並小心別清洗過度。

[頭髮和頭皮問題]

掉髮 禿頭 白髮 頭皮屑 頭髮毛燥

頭皮發癢、頭皮起斑疹

不只要在意頭髮，
也別忘了重新審視頭皮的狀態！

　　光澤秀髮是女性的象徵，會因為荷爾蒙減少而驟變！頭髮會變毛燥變細，掉髮會增加而變得稀疏，出現亂翹或捲曲，白髮也會增加。頭皮和肌膚一樣，都是因為血液循環或代謝變差，所以容易起斑疹、發癢，乾燥之後頭皮屑會變多。這時女人的心裡會希望至少在毛燥的頭髮表面上塗點東西，呈現張力和光澤。不過，多餘的成分會造成頭皮負擔，反而很可能會加速掉髮。與其這樣，還不如記得好好攝取蛋白質作為頭髮的材料，藉由頭皮按摩等方法改善血液循環。

> 自我護理重點

頭髮護理也要計較「品質」

　　想要遮掩稀疏的頭髮而常用定型劑，擔心掉髮而不常清洗……這樣只會助長禿頭。首先是要重新挑選優質的洗髮精和潤髮乳，不要過於刺激頭髮和頭皮。也很推薦使用保溼效果高的育毛劑。光是靠髮型讓頭髮分界的皮膚變得不顯眼，也會給人正面好心情。

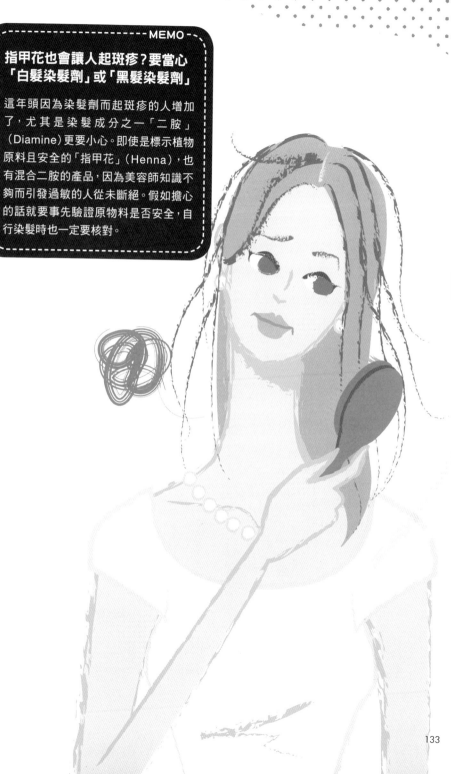

指甲花也會讓人起斑疹？要當心「白髮染髮劑」或「黑髮染髮劑」

這年頭因為染髮劑而起斑疹的人增加了，尤其是染髮成分之一「二胺」（Diamine）更要小心。即使是標示植物原料且安全的「指甲花」（Henna），也有混合二胺的產品，因為美容師知識不夠而引發過敏的人從未斷絕。假如擔心的話就要事先驗證原物料是否安全，自行染髮時也一定要核對。

7

美容問題

[體臭問題]

荷爾蒙的波動也會影響體味！
更年期特有的汗水也會導致體味

　　許多人從停經前後起，就覺得自己的體味變了。癥結除了代謝變差之外，還加上各式各樣的因素。皮脂氧化後「壬烯醛」（Nonenal）的成分會增加，女性原本具備的「內酯」（lactone）芬芳香氣成分會減少，這也會導致老人臭。而這個時期特有的大量汗水，更年期的壓力造成的腋汗……體味也大幅受到女性荷爾蒙的影響。

老人臭的原因在於「壬烯醛」?

體味的來源是脂肪酸和過氧化脂質，結合並氧化之後就會製造一種叫做「壬烯醛」的物質。壬烯醛本身有點青草味，混合汗水、皮膚的常駐菌的及原本的體臭後，就會形成強烈的體味。

1990年資生堂在世界上首次查明
壬烯醛的成分會導致老人臭。

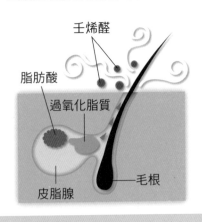

體臭當中的壬烯醛含量
會隨著年紀增長而增加

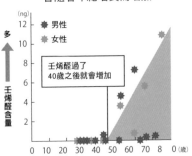

出處：The Journal of Investigative
Dermatology, vol.116,4,520-524,（2001）
圖表引用：「資生堂watashi+」

產生體味的區域
要經常護理除汗

　皮脂腺多的地方必然容易產生體味。不過，其實汗水本身無臭無味，而是因為皮脂的常駐菌讓汗水氧化分解，才產生體味。

　另外，停經前後私密部位的自淨作用降低，雜菌容易繁殖，牙周病造成的口臭往往會因為熱潮紅或多汗，讓上半身的體味增強。

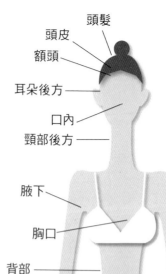

頭髮
頭皮
額頭
耳朵後方
口內
頸部後方
腋下
胸口
背部
肚臍周圍
手掌
私密部位

7

美容問題

> 自我護理重點

在意的地方要特別花工夫

●頭髮與頭皮	要重點式清洗頭皮而非頭髮。頭頂部、頸部後方及耳朵後方要特別仔細洗過。
●口臭	首先要做牙周病護理。這時唾液分泌量減少，自淨作用降低，所以也要設法分泌唾液！
●上半身	最能預防體味的方法，是趁汗水沒有氧化之前迅速拭去汗水。
●私密部位	殺菌力強的肥皂會造成反效果。要使用弱酸性型的產品，再以油脂或乳霜補充潤澤。
●腳趾和腳掌	最重要的是每天清洗乾淨，預防體味。潛藏常駐菌的老舊角質也要勤於護理。

腳趾和腳掌

135

[指甲問題]

往往在停經前後突然浮現
三大問題為「豎紋、橫溝、瓣狀甲」

　指甲是由皮膚的角質變化而成。就和肌膚一樣，指甲在這個時期也容易出現異常，無論是哪種指甲問題，改善對策都是好好攝取蛋白質，作為製造指甲的材料，並且要保濕和防止乾燥，讓血液循環變好。為了避免對脆弱的指甲造成龐大的負擔，最好使用指甲銼刀而非指甲剪。

指甲三大問題的原因是什麼？

豎紋

豎紋據稱是老化現象。原因多半出在乾燥，要使用指甲專用的保濕劑。

橫溝

會產生溝槽或凹陷，極有可能是當時營養不足或壓力過多。要是橫溝連續發生就要小心。

瓣狀甲

指甲會因為蛋白質與礦物質不足，血液循環不良或乾燥而變脆。變脆的地方受到撞擊或壓迫後就會產生瓣狀甲。

自我護理重點

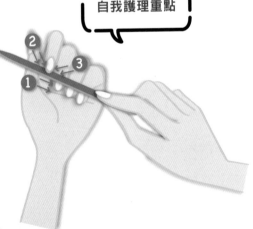

活用指甲銼刀預防問題

使用指甲銼刀對預防瓣狀甲特別有效。將銼刀以45度角抵住指甲，往單一方向而非來回刨削，就會減輕對指甲的負擔。指甲的前端和兩側這3個地方，基本上要以①②③的順序刨削。

第 8 章

藉由早期護理拉開差距！停經前後的乾燥問題

女性荷爾蒙又稱「潤澤荷爾蒙」。

任誰在更年期都會深切感受到箇中含意。

不只是肌膚或頭髮這種表面的乾燥感，

「黏膜」也會直接乾掉。

不過，私密部位的護理方式也五花八門。

無須因為難為情而獨自煩惱，

要跟年紀相當的女性或婦科醫生聊聊，商量解決之道。

停經前後乾燥才發現！
女性荷爾蒙的「潤澤能力」

頭髮、肌膚、眼睛、鼻子、嘴巴，
連最重要的私密部位都……
「總之全身都好乾！」這就是更年期。
粗糙、乾燥、搔癢、刺痛，
肌膚發癢或起斑疹，甚至出血。
也有人每天都過得提心吊膽，
覺得塗抹和抵在肌膚上的東西統統都很可怕。

雌激素具有維持膠原蛋白、脂肪組織
及水分的能力。要是雌激素從身體
流失，肌膚、黏膜、身體內側和外側的潤澤
都會消失。彈力會喪失和缺乏，
屏障功能和抵抗力都會降低。

保持肌膚滑順，
黏膜水嫩的，果然還是
女性荷爾蒙的力量。

發生在全身上下的乾燥症狀
又稱為**「乾燥症候群」**。
即使是發生在停經前後的
暫時症狀，乾燥和發癢
也不能就這樣放著不管。要是置之不理，
也會演變成無法挽救的狀態。

「乾燥」是老化的第一步。
反抗的口號是
「潤澤女」！

只要稍微花點工夫和護理，
就有機會恢復青春。

假如有私密部位的煩惱，
就到**婦科就診**，不要難為情。
「早點諮詢真是太好了。」
相信到時妳一定會這樣想。

其實陰道周圍的問題相當多
私密部位的乾燥

沒有充滿潤澤，也失去彈性。
還對貼身的內衣褲敏感……

　　陰道周圍的私密部位，特別容易受到雌激素缺乏的影響。既然是黏膜出問題，就會比皮膚更棘手。黏液減少，陰道的自淨作用減弱，容易造成細菌繁殖或發炎，還有人會覺得原本豐滿的彈力隨著潤澤一起消失，變得乾燥。就連以往穿了沒事的內衣褲都會敏感，因為磨擦和緊繃而覺得刺刺的，還會造成發癢、疼痛、斑疹及灼熱感。

拿出勇氣，觀察一下自己陰道周圍的構造

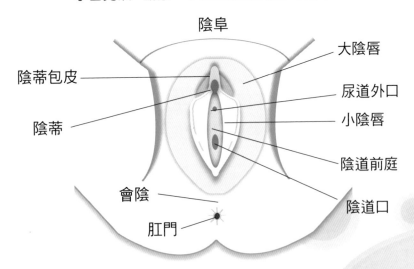

中央為陰道口。圍繞在兩側的是皺襞狀的小陰唇，被小陰唇包圍的是陰道前庭，陰道口的前面是尿道外口，最前面的突起處是陰蒂──這些是黏膜組織。擴展到外面兩側的是大陰唇，從那裡到肛門之間稱為會陰，這個區域是皮膚組織。

Self Check!

私密部位會有這樣的症狀？
「陰道乾澀」檢測

☐ 擔心乾燥

☐ 內衣褲摩擦後會疼痛

☐ 坐在自行車的坐墊上會疼痛

☐ 牛仔褲容易勒進很深的地方

☐ 總覺得火辣辣地疼

☐ 發癢

☐ 性交疼痛

☐ 感覺腫起來

☐ 覺得發熱

☐ 白帶逐漸減少

☐ 容易因為衛生棉或紙巾而起斑疹

☐ 用肥皂清洗時會感到刺激

☐ 容易出血

☐ 散發出與以往不同的氣味

☐ 排尿時會刺痛

☐ 擔心漏尿

陰道的乾燥症狀又稱為「陰道乾澀」。符合3項以上者表示症狀正在惡化，可以試試下一頁的護理法。

停經後的陰道會怎麼變化？

年輕時的陰道

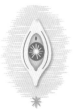

停經後的陰道

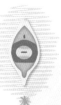

陰道內側的狀態也會變化

陰道周圍的黏膜部分變得既乾燥又薄，富有柔軟性的陰道口慢慢鬆弛下去。陰道壁只有其深處的3分之1有知覺，難以查覺到內側的發炎。

---- MEMO ----

「萎縮性陰道炎」是什麼？

由於雌激素量降低造成乾燥和萎縮，使得陰道壁變薄的症狀。據稱停經後的女性約有半數會罹患萎縮性陰道炎。假如有性交疼痛、頻尿、漏尿、白帶增加或異味等症狀，就很顯然是生了病。潤滑劑、陰道塞劑或其他治療法也五花八門，要去婦科就診。

藉由每天的保養找回潤澤和彈性！
私密部位的護理法

要細心清洗，溫和保溼。
按摩也會有戲劇性的功效！

陰道周圍是黏膜，要記得保溼得比皮膚更完善。假如再反覆按摩，血液循環就會變好，彈力也會恢復。甚至還有人因為代謝變好，而徹底改善畏寒或漏尿的毛病。

私密部位有皺襞和溝紋，形狀複雜，而且是汗水、尿液、大便、白帶及經血等物混合的地方。乾燥之前容易累積污垢，造成雜菌繁殖、產生體味或發癢，所以也要記得仔細、溫柔和小心清洗。就因為以往草草了事，才可望在精心護理之後出現戲劇性的變化。假如能恢復像以前一樣的豐滿感，與伴侶的關係或許也會改善吧？

---- MEMO ----

雖然在小眾間很紅……
醫療雷射除毛要謹慎為之

考慮到看護需求，希望替私密部位做VIO除毛，也就是所謂的「看護除毛」的女性正在增加當中。內衣褲當中容易悶熱或沾到排泄物，沒有體毛確實比較輕鬆。不過，以醫療雷射永久除毛對白毛無效，需要趁著毛還黑的時候做。對白毛也有效的是有點痛的電針除毛。另外，當私密部位相當敏感時，雷射引起發炎或過敏的風險也很高。施作前要好好求證安全性，確定是否可以除毛。

要花點心思自我護理！

在浴室的清洗法

不使用海綿等工具，而是用指腹從依序清洗陰毛周圍、大陰唇、小陰唇及陰道入口附近。陰道當中帶有具備自淨作用的常駐菌，洗到裡面會造成反效果。無須將手指放進去清潔。

以凝膠或乳霜做入浴後的保溼護理

洗完澡後的例行公事是私密部位的保溼護理。凝膠、乳液或乳霜比潤滑劑更好塗。市面上推出許多專用的工具，要尋找適合自己的產品。

盡量使用專用肥皂

要避免洗淨力太強的產品。建議選擇顧及pH平衡的私密部位專用皂。即使是一般的身體皂，也至少要挑弱酸性的產品。

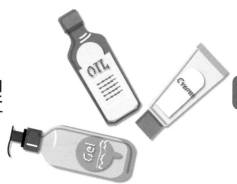

讓按摩習慣成自然

一般人認為會陰按摩是孕婦專用，但也適合大力推薦給停經前後的女性！只要藉由油壓按摩促進血液循環，陰道周圍就會柔嫩潤澤，重複施作後即可恢復柔軟性。黏膜的經皮吸收率高，油脂要選擇私密部位專用的產品，而會沾污或刺痛的產品則千萬別用。

按摩的方法

將油脂塗滿整個區域後，就如箭頭所示按摩①大陰唇、②小陰唇、③會陰。這時手指要伸進陰道，在內側描摹。

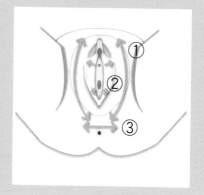

唾液量減少後會造成各式各樣的影響……

口乾症：口部乾燥

口臭的原因難道也是口乾症造成的？
唾液減少後將帶來意想不到的弊害！

　　女性荷爾蒙相關的乾燥症狀之一是口乾症。症狀是唾液分泌量減少，口腔當中會乾掉。唾液肩負多種職責，像是抗菌、中和酸性、修復傷口、消化、輔助口腔讓食物容易吞嚥，以及保護黏膜等。一旦罹患口乾症，唾液就無法發揮本來的功用，不只是單純的口渴，還要擔心口臭、飲食困難、味覺變異、容易罹患蛀牙或牙周病……等各式各樣的弊害。雖然這時常會去牙科或口腔外科，但若顯然是停經前後的乾燥時，去婦科也行。麥門冬湯、補中益氣湯等中藥有時也可以改善乾燥症狀。

唾液從哪裡分泌？

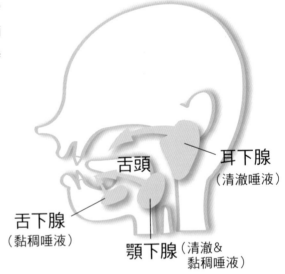

舌頭

耳下腺
（清澈唾液）

舌下腺
（黏稠唾液）

顎下腺（清澈＆
　　　黏稠唾液）

分泌唾液的唾液腺有3種。理想的情況是從各處均衡分泌性質不同的唾液。比如在乾燥時，從舌下腺分泌的黏稠唾液若還增加，就會相當不舒服。要設法藉由按摩均衡分泌。

Self Check!

妳還好嗎？
口乾症程度檢測！

- [ ] 乾燥的食物難以下嚥
- [ ] 喝水次數相當頻繁
- [ ] 唾液黏稠
- [ ] 難以嘗出味道
- [ ] 舌頭或嘴唇經常出現裂紋
- [ ] 擔心口臭

- [ ] 齒垢（牙菌斑）增加
- [ ] 舌頭打結，難以說話
- [ ] 口中刺痛
- [ ] 夜晚因口渴而醒來
- [ ] 突然間變得容易蛀牙
- [ ] 傷口或口內炎難以治癒

符合3項以上者，就可能是罹患口乾症。要趁症狀輕微時做自我護理，促進唾液分泌。

自己就能做！口乾症對策

- 經常咀嚼，促進唾液分泌
- 經常咀嚼口香糖或魷魚乾等食品
- 少喝咖啡因和酒精飲料
- 少吃鹽分多的食物

- 意識到要用鼻子呼吸
- 想像或實際食用梅干、檸檬或其他酸的東西
- 使用口乾症用的保溼劑

能夠實際感受到唾液分泌的唾液腺按摩

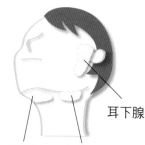

耳下腺

舌下腺　　顎下腺

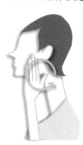 ① 耳下腺　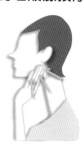 ② 顎下腺　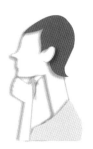 ③ 舌下腺

①4根手指抵住臉頰，從後方往臼齒一帶畫圈。②用手指按壓耳朵下方到下顎前端的幾個地方。③併攏大拇指，從下顎下方將舌頭頂上去。

原本就有症狀的人要小心惡化
乾眼症：眼部乾燥

視力朦朧搞不好是乾眼症的症狀？

　　乾眼症的原因在於淚液不足，並非單純眼睛乾燥導致的不適感，而是會引發嚴重的症狀，妨礙日常生活。假如覺得總是視力朦朧，多半就是乾眼症。假如觀看數位儀器螢幕的時間增加，眨眼次數減少，就容易罹患乾眼症。其實女性荷爾蒙低落也會導致乾眼症。女性荷爾蒙減少會讓眼淚分泌量減少，再加上同時惡化的老花眼，就會讓眼睛承受額外的負擔。還有些案例是在婦科接受荷爾蒙補充療法，或是服用與女性荷爾蒙功用相似的雌馬酚營養劑後有所改善。

乾眼症的主要症狀

- ● 睜不開或覺得有異物
- ● 容易疲勞，視野朦朧
- ● 眼睛經常發癢
- ● 眼睛深處有什麼地方在痛
- ● 莫名其妙流淚

乾眼症為什麼會讓視力朦朧？

正常的眼睛

乾眼症

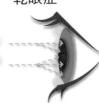

乾眼症不只是乾澀或疲勞，對視野也有影響。用眼過度後變得朦朧，其實多半也是乾眼症所致。

淚液層均勻分布，
光線均勻進入，能夠看得很清楚。

淚液層凹凸不平，
光線不規則進入，難以目視。

鼻子覺得不對勁並非溼度的錯！

鼻乾症：鼻部乾燥

為免久病不癒，要以噴霧劑應付

　　雖然聽過口乾症，卻很少聽到鼻乾症？不不不，鼻子當中有黏膜，容易直接受到女性荷爾蒙低落的影響。鼻水流出來的同時還有鼻塞或鼻涕累積等症狀，令人費解，而且意外地難以察覺。但有個具代表性的症狀是在擤鼻涕之後流鼻血。要是置之不理，就容易引發花粉症或其他過敏，感染感冒或流感的風險也會提高。因為乾燥的鼻子到喉嚨之間容易附著病毒。只要避免空氣乾燥的地方，戴上口罩，使用專治藥物，就會改善很多。

鼻乾症的主要症狀

- 鼻涕經常累積
- 鼻子當中經常形成瘡痂
- 帶有乾澀的異物感
- 擤出來的鼻涕混雜血液
- 鼻孔的入口附近容易破皮

鼻乾症的症狀與對策

發炎
出血
瘡痂

鼻乾症常見的症狀是蘊含灰塵等異物的鼻水乾燥固化，變得像瘡痂一樣而引起發炎。能夠直接塗抹噴灑的鼻乾症專用凝膠或噴霧劑就很方便。

保護自己不受乾燥症候群侵害！
「成為潤澤女」的10條要領

好難過啊，乾燥也就表示抵抗力或免疫力下降。與其持續抵抗掙扎，
不如接受乾燥的狀況，花點工夫讓自己好受一點。

1 從內側補給水分

一天當中必須經常持續攝取水分。

2 營養和運動！改善生活習慣

均衡飲食攝取營養，經常活動。
這是代謝中最重要的事情。

3 激發自己的分泌能力

藉由加溫或按摩提升分泌能力。

4 尋找一個值得信賴的化妝品

與其感嘆完全沒有可用的化妝品，
還不如找出這段時間能用的品項，哪怕是一個也好！

5 別讓肌膚受到來自外界的刺激

戶外空氣也好，灰塵也好，光線也好，所有的刺激都要極力避免。

6 貼身衣物要採用自然材質

這時會對化學物質敏感。要避免化學纖維或合成清潔劑,極力選擇天然產品。

7 別穿強力緊繃的內衣褲

胸罩或內褲的摩擦也會讓肌膚變得敏感。
別穿緊繃的內衣褲,也要避免抓癢。

8 逐步加溫補充潤澤

寒冷會讓血液循環變差,助長乾燥。
這段時間要以保溫來潤澤。

9 發癢也千萬別抓!

乾燥時往往會順手去抓。
但要靜心忍耐,分散注意力!

10 難受時也要將中藥或荷爾蒙補充療法納入考量

當自我護理看不出改善跡象時,
解決的捷徑就是前往婦科就診。

Chiaki's case

[喔，乾燥症候群！]

> **臉部、眼睛、鼻子、口腔及陰道統統乾掉，長出斑疹及發癢。笑料太多的乾燥小故事**

更年期開端的明顯症狀是乾燥，總而言之就是肌膚變得敏感。胸罩或內褲的橡膠部分讓人長出斑疹，嚴重時會形成劃痕。一旦水分減少，肌膚的屏障功能就會降低，**肌膚免疫力就會下滑**。

即使想要使用眼影，也會因為眼皮的肌膚脫落而無法使用，真是可惜。洗面乳也會刺痛肌膚，要用卸妝乳清洗。化妝水就不用說了，就連普通的水都會刺痛肌膚。沒有其他能用的東西可以設法加溼。再加上皺紋很明顯，所以也會塗滿粉底，一心想要遮住。肌膚當中完全沒有潤澤，再怎麼塗抹乳霜粉底也是乾巴巴。當我**臉上的皮**

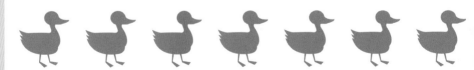

紛紛飄落在壽司店的黑漆櫃檯時，還真是難為情！

雖然皮膚乾燥也很嚴重，但令人難受的是黏膜乾燥。首先是**私密部位**。剛開始是內衣褲出現異變。內褲抵到的部位會受到摩擦，產生異樣的灼熱感，**總覺得在蠕動，感覺很噁心**。那裡乾巴巴的，露出的外陰部將內衣褲捲進去。所以就會接觸到，結果變得更腫，看起來就像枇杷的果實一樣。已經沒有辦法走路了。

因為不曉得發生了什麼事，於是就到大醫院的泌尿科就診，結果醫生是男的。護理師也說「妳怎麼了」、「是玩了跳箱嗎」，連藥都沒開就讓我回家了。由於是去診察癌症之類的疾病，所以不曉得是因為乾燥才腫起來。現在想想真是太難為情了（笑）。

既然陰道乾燥疼痛，**夫婦間的事情**也就無法順利進行。我這個人算是晚熟吧，既不曉得該怎麼辦，也不敢跟別人說陰道乾燥的事情，更無法諮詢醫生。無可奈何之下，就嘗試了各式各樣的方法，像是把塗在臉上的膠囊狀油脂放進陰道裡（！）。現在專用的乳霜和凝膠很常見，當時的潤滑劑卻會讓人聯想到什麼其他的用途……。這件事本身對於女性來說實在很重要，關係到生活品質。現在美好的時代總算到來，總算可以說出口。

當時的我睡不著，焦躁憤怒，心臟跳得厲害，而且只要一走路胯下就在蠕動。實在很悲慘，讓人難過和哭泣。因此內衣褲就先選擇不會緊繃，單一尺寸的產品。

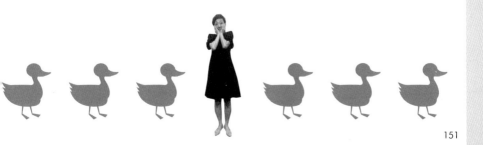

從這時起，我就改穿**兜襠內褲**！即使現在過了更年期也喜歡。繫帶的材質對肌膚溫和，縫在像是兜襠褲一樣的布料上。「marru」這個品牌的「滿月內褲」，從以前就不曉得買了多少件。

那時乾掉的是所有的黏膜，眼睛、鼻子、嘴巴及喉嚨都是。鼻子真的經常都很乾。總是覺得鼻涕累積在裡頭，感覺很噁心，所以手會忍不住插進鼻孔裡觸摸。

嘴巴的唾液減少，口乾症實在太嚴重，從嘴巴到喉嚨都很乾。雖然開了加溼器，喉嚨卻渴到沾黏睡不著，所以就**含著糖果入睡**（好險沒事）。要在活動中說話的日子裡，擔心咳個不停可不成，1、2個小時的談話過程中也一直含著糖果。假如持續講1天就要含整天！

其實我從將近60歲起，糖化血紅素（評估過去2個月血糖值變化的數值）的濃度就逐漸提高，雖然知道糖的代謝會下降，但也應該跟這種糖果生活有不小的關係。明明連糖代謝的講座都辦了，自己卻沒有想到要**關心糖尿病**。從此以後當然就不含糖果了。總之先讓唾液增加再說，現在會替下顎周圍唾液腺的所在之處加溫或按摩。

即使服用低劑量避孕藥或進行荷爾蒙補充療法，乾澀也還是存在。但若回顧以往的變化，就會發現更年期的前半段還比較嚴重。現在過了60歲，稍微放下心來，終於覺得自己「安全上壘」了。

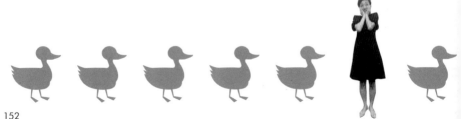

第 9 章

舒緩不適！
滿足近年需求的
女性荷爾蒙
對策

無法再受到荷爾蒙保護的過渡期，那就是更年期。
身心的動盪就像風暴一樣，要應變也很辛苦，
但這時要處理工作、長照和家人的事情……每天的負擔也很大。
所以才必須解決女性荷爾蒙減少的問題！
假如利益大於風險，
荷爾蒙補充療法也有嘗試的價值，
我們要儲備正確的知識，並以正面的心態面對這段時期。

即使是輕微的不適也無須再忍！

認為自己身心狀態都吃不消，卻必須努力工作的人相當多。假如是荷爾蒙的影響所致，就是治療的對象。我們要利用荷爾蒙劑或中醫妥善控制。

目的不在於提升正在減少的女性荷爾蒙，而是要以**舒適度日為妥協點**。

調節系統跟不上身體急遽的變化，而呈現出更年期症狀。這時就要慢慢調整環境，直到習慣女性荷爾蒙幾近於零的身體為止。

沒有必要忍耐下去。

各式各樣的不適是身心發出求救訊號的證據，能夠幫忙的只有自己。除非自己展開行動，否則身心仍會吃不消。假如忽視不理，說不定狀況很快就會惡化到無法回頭的程度。我們要牢記這一點。

假如難受，也可以仰賴
荷爾蒙補充療法（HRT），中藥也不錯。
首先要敲響婦科的大門。

　　婦科理解更年期的狀況，懂得支持煩惱中的女性，不妨積極利用。另一方面，當獲得的是建議而不是治療時，則會逐漸累積自己的經驗值，這才是與更年期聰明相處的方法。

直到身體習慣嶄新的
荷爾蒙環境，變得舒暢之前，
還要花一段時間。
**能夠做的事情應該還有很多，
而不是只有等待風暴過去。**

　　更年期會持續10年。這10年要一點一滴嘗試和學習，事先布局，以期在10年後提升自己的等級，成為更好的自己。

**要控制女性荷爾蒙，
就要先獲得關於女性健康的資訊。
讓正確的知識加入我方，就是成熟女性的做法。**

　　荷爾蒙補充療法（HRT）也好，中藥也好，營養劑也好，涉及女性荷爾蒙的護理都很深奧。不要任憑醫生做主，而是要懂得「親自了解」，這樣才有意義。

穩住荷爾蒙和舒適度日的選擇
「荷爾蒙補充療法(HRT)」是什麼？

這種治療法不但能夠緩和更年期的不適，還可以充實停經後的人生，延長健康壽命。從預防醫學的觀點來看也備受矚目。

荷爾蒙補充療法(HRT)
＝Hormone Replacement Therapy
藉由藥物補充不足女性荷爾蒙的治療方式

這種治療法的優點在於讓減少的女性荷爾蒙實質增加，不但能夠改善症狀，還可以讓頭髮或肌膚恢復潤澤，蒙受美麗的恩賜。但是，荷爾蒙量並不會突然增加到30幾歲時的含量，而是補充最低量，回歸到不久前的狀態。有時也會使用低劑量避孕藥緩和停經前的不適。

荷爾蒙補充療法會穩住急遽減少的荷爾蒙

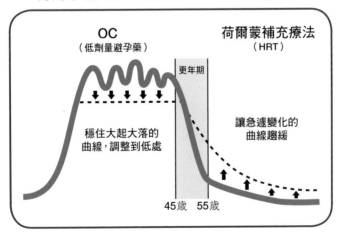

荷爾蒙補充療法會讓驟減的雌激素曲線趨緩，補充量只有少許。反觀低劑量避孕藥的補充量還比荷爾蒙補充療法多。藉由補充就會讓大腦放心，穩住荷爾蒙。

「低劑量避孕藥（OC）」和「荷爾蒙補充療法（HRT）」

避孕藥當中也有荷爾蒙調配量少的低劑量避孕，荷爾蒙補充療法的調配量則遠比這更少。我們要事先記住這一點。

	低劑量避孕藥（OC）	荷爾蒙補充療法（HRT）
藥劑	混合雌激素＋黃體荷爾蒙這兩種成分	雌激素（有時也會加上黃體荷爾蒙）
主要對象	有月經的女性、停經前的女性	雌激素量低落的女性，尤其是停經後的女性
使用目的	避孕、改善月經困難症和經前症候群等毛病、改善與月經有關的不適、治療子宮內膜異位症等	改善更年期不適，治療停經後的骨質疏鬆症，以及其他伴隨雌激素缺乏而來的症狀
作用	藉由補充雌激素減少濾泡刺激荷爾蒙，降低來自卵巢的雌激素量。因為也會補充黃體荷爾蒙，所以就結果來說不會排卵。子宮內膜會變薄，經血量會變少，經痛會減少，子宮內膜異位症的發生量也會減少。兩種女性荷爾蒙量的每日變化不大，呈平穩狀態，所以能改善不適。	將不足的雌激素補充到起碼的含量，緩和急遽減少造成的不適症狀。目的在於改善伴隨雌激素缺乏而來的症狀或健康管理。 與黃體荷爾蒙併用，就能預防有子宮的人罹患子宮體癌。
補充的雌激素量	約為荷爾蒙補充療法標準量的6～8倍（20μg～40μg）	停經前雌激素量的1/2～1/4或以下。含量因人調整
藥劑的形狀	內服藥	內服藥、貼布、藥膏、陰道塞劑

荷爾蒙補充療法的種類各式各樣，包含服用、黏貼、塗抹和塞入！

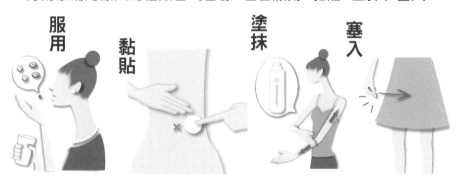

服用　黏貼　塗抹　塞入

許多人以為荷爾蒙補充療法要打針注射，但大多數都是自行使用處方藥治療。藥劑的形狀也會依目的挑選。

更年期這樣那樣的不適都能改善！
荷爾蒙補充療法帶來的效應

藉由荷爾蒙補充療法（HRT）改善的症狀也會有個別差異。
專家的報告不用說，實際接受治療者的感覺也值得參考。

可望藉由荷爾蒙補充療法緩和和改善的症狀
前10名

陰道的乾澀感
陰道炎
性交疼痛

焦躁或
憂鬱等
精神症狀

無力、
容易疲勞、
倦怠感

手指
僵硬或
關節痛

睡眠障礙
（失眠、淺眠等）

熱潮紅
上火、燥熱
多汗

心悸
呼吸困難

口乾症

頻尿
漏尿

覺得皮膚乾燥
發癢

實際接受荷爾蒙補充療法的人，大多都能實際感受到效果！

Q
改善的症狀
有哪些？

從研究中可知改善的症狀以熱潮紅或多汗居多，其次則是頭痛或暈眩等症狀。

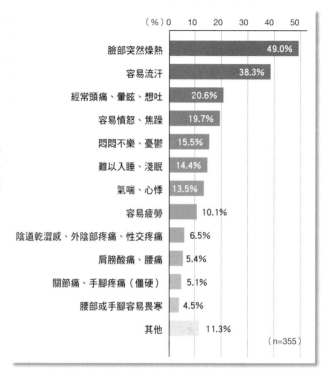

（%）0　10　20　30　40　50

症狀	百分比
臉部突然燥熱	49.0%
容易流汗	38.3%
經常頭痛、暈眩、想吐	20.6%
容易憤怒、焦躁	19.7%
悶悶不樂、憂鬱	15.5%
難以入睡、淺眠	14.4%
氣喘、心悸	13.5%
容易疲勞	10.1%
陰道乾澀感、外陰部疼痛、性交疼痛	6.5%
肩膀酸痛、腰痛	5.4%
關節痛、手腳疼痛（僵硬）	5.1%
腰部或手腳容易畏寒	4.5%
其他	11.3%

（n=355）

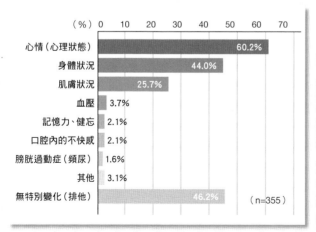

（%）0　10　20　30　40　50　60　70

項目	百分比
心情（心理狀態）	60.2%
身體狀況	44.0%
肌膚狀況	25.7%
血壓	3.7%
記憶力、健忘	2.1%
口腔內的不快感	2.1%
膀胱過動症（頻尿）	1.6%
其他	3.1%
無特別變化（排他）	46.2%

（n=355）

Q
除了更年期症狀
之外，還有那些
改善的地方？

實際感受到心理狀態改善的人最多。最後身體狀況或肌膚狀況也會變好，提高生活品質。

出自QLife《關於更年期障礙當中荷爾蒙補充療法的實際情況調查結果報告　2015年》

骨質疏鬆症、動脈硬化、糖尿病、牙周病……

有助於預防與改善疾病的荷爾蒙補充療法

不但會緩和難受的症狀，對於血管和骨骼的功效也有科學證明

荷爾蒙補充療法（HRT）是從「根本治療」或稱「原因療法」的構想而誕生的產物，能夠增加女性體內所需的女性荷爾蒙量。許多人接受治療之後，更年期難受的症狀就改善到驚人的程度。另外，目前已知還有比這更好的優點，所以也很建議將接受治療作為預防疾病的方式。

關於荷爾蒙補充療法的優點或安全性，國際停經學會等機構曾進行過漫長的討論。日本國內則從2009年起，由日本產科婦科學會和日本女性醫學會監修和編輯《荷爾蒙補充療法準則》，基於國內外長期的資料和科學根據，歸納荷爾蒙補充療法的準則。2017年版特別明確指出這種療法能夠預防和改善動脈硬化、骨質疏鬆症等疾病。

荷爾蒙補充療法可望帶來的優點

● 預防與改善**骨質疏鬆症**

● 調整**膽固醇**的平衡

● 預防**動脈硬化**

● 預防**糖尿病**（改善血糖值）

● 不讓**血壓**變動

● 預防**膀胱炎和尿道感染症**

● 預防與改善**牙周病**

「骨質疏鬆症」與「女性荷爾蒙」息息相關

女性荷爾蒙與骨骼的代謝息息相關，能夠避免骨骼溶化到超乎需要，維持骨量，所以才會建議40歲以上的女性做骨質密度檢查。當女性荷爾蒙減少，骨質疏鬆症就會讓骨骼突然變得脆弱，因此要加以預防。荷爾蒙補充療法會激發骨骼代謝，強健骨骼。更年期以後的女性跌倒一下就會骨折，以至於長臥不起，荷爾蒙補充療法對此的預防功效也值得期待。

本頁內容參考Writing Group for the Women's Health Initiative Investigators. JAMA 288:321+333（2002）和JAMA 291:1701-1712（2004）製作而成。

停經前後骨質密度的變化

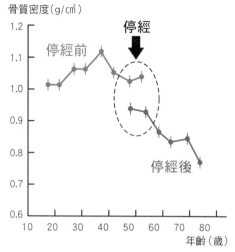

Soda M et sl.: J Bone Miner Res 8 (2)：183-189（1993）

荷爾蒙補充療法防止骨折的功效

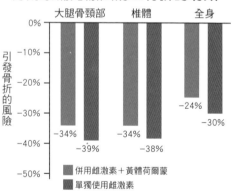

-- MEMO --

荷爾蒙補充療法「對美容也有效」？

許多人實際感受到膚質提升，人類的臨床資料也指出皮膚的膠原蛋白量增加，滑嫩度、光采和彈力有所改善。不過日本健康保險制度的目的只限於治療疾病，要注意醫療機構無法以美容為目的開立荷爾蒙補充療法的處方。自費診療的情況則不在此限。

只要有更年期的現象，任誰都可以接受這種療法？
荷爾蒙補充療法適用對象

要從尋找積極執行荷爾蒙補充療法的婦科著手

　　荷爾蒙補充療法要配合每個人的狀態或症狀謹慎進行。即使有症狀，也要留意院方不會無條件開立處方。比如要是不知癌症潛伏在體內就接受荷爾蒙補充療法，恐怕會促進癌細胞增殖。另外，假如有熟知更年期醫療的醫師，通常會積極執行荷爾蒙補充療法，但若是大醫院或產科和婦科合併的設施，有時就不會施做。為了確實掌握當事人的狀態，要花很多時間問診或諮商。想進行荷爾蒙補充療法，就要事先確定該醫療機構是否會施做。

實施荷爾蒙補充療法的醫療機構標準是什麼？

● 熟知荷爾蒙補充療法的醫師在編制當中。

● 打出「更年期門診」的招牌。

● 隸屬於更年期醫療相關學會或團體(＊)。

● 願意撥出時間諮商。

● 門診患者以更年期年齡層的女性居多。

● 洽詢荷爾蒙補充療法時會親切指點。

● 藉由官方網站和其他發布消息的管道，詳細說明更年期或女性荷爾蒙的相關知識。

＊「日本女性醫學學會」、「NPO法人　女性醫療網」、
「NPO法人　更年期與老年的健康護理」等機構的認定醫師和登錄醫師。

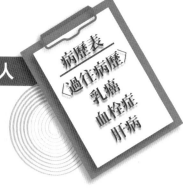

●無法接受荷爾蒙補充療法的人

- ■ 罹患過或正在治療乳癌
- ■ 正在治療除子宮體癌外的其他癌症
- ■ 罹患過血栓症或栓塞症
- ■ 具有嚴重的肝病

●某些情況下無法接受這種療法的人

- ■ 吸煙者
- ■ 無法控制的糖尿病或高血壓
- ■ 曾經接受乳癌、子宮癌或卵巢癌的手術

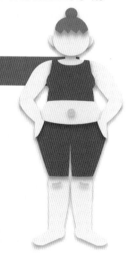

●接受這種療法時需要注意的人

- ■ 肥胖／身體質量指數（BMI＊）在25.0以上的人
- ■ 60歲以上或停經10年以上
- ■ 具有血栓症風險
- ■ 高血壓、糖尿病
- ■ 肝功能障礙、慢性肝病
- ■ 膽囊炎或膽石症
- ■ 嚴重的高三酸甘油脂血症
- ■ 偏頭痛、癲癇
- ■ 罹患過子宮肌瘤、子宮內膜異位症或子宮腺肌症
- ■ 原因不明的不正常出血

＊身體質量指數＝體重（kg）÷身高（cm）÷身高（cm）

明明是苦於不適者的救星，為什麼沒有普及？
日本是荷爾蒙補充療法落後國的理由

這在歐美各國是常識

　　日本的荷爾蒙補充療法普及率與先進國家相比低得驚人，即使在亞洲當中也遠遠落後。日本對於更年期醫療認識不深，除了「不違反自然」的國民性之外，報導的方式也存有負面印象。因為許多人心懷沒有根據的偏見。

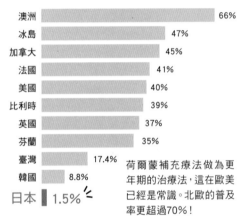

普及率的各國比較

國家	普及率
澳洲	66%
冰島	47%
加拿大	45%
法國	41%
美國	40%
比利時	39%
英國	37%
芬蘭	35%
臺灣	17.4%
韓國	8.8%
日本	1.5%

荷爾蒙補充療法做為更年期的治療法，這在歐美已經是常識。北歐的普及率更超過70％！

製作：2008年　NPO法人　女性的健康與更年期協會　有馬牧子
（參考資料V.Lundberg et al, Maturitas 48（2004）39-49、小山嵩夫2002）

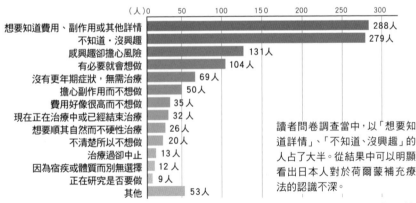

對於荷爾蒙補充療法，你怎麼看？

（人）0　　50　　100　　150　　200　　250　　300

想要知道費用、副作用或其他詳情	288人
不知道・沒興趣	279人
感興趣卻擔心風險	131人
有必要就會想做	104人
沒有更年期症狀，無需治療	69人
擔心副作用而不想做	50人
費用好像很高而不想做	35人
現在正在治療中或已經結束治療	32人
想要順其自然而不硬性治療	26人
不清楚所以不想做	20人
治療過卻中止	13人
因為宿疾或體質而別無選擇	12人
正在研究是否要做	9人
其他	53人

讀者問卷調查當中，以「想要知道詳情」、「不知道、沒興趣」的人占了大半。從結果中可以明顯看出日本人對於荷爾蒙補充療法的認識不深。

出自集英社紙本雜誌《MyAge》與網路媒體《OurAge》的讀者問卷調查（2020年4月實施／回答者1154人，平均年齡48.7歲）

對於荷爾蒙補充療法的偏見
竟然始於媒體報導？

　　日本荷爾蒙補充療法普及遲緩的一大原因，就在於美國婦女健康倡議（Women's Health Initiative，WHI）2002年的研究報告。日本各大報聳動報導「荷爾蒙補充療法導致乳癌增加」，還有媒體散布「荷爾蒙補充療法＝乳癌」的誇大解釋，別說是一般人，就連醫療關係人士都被灌輸「荷爾蒙補充療法很危險」的印象。

　　原本的結論是「只要荷爾蒙補充療法持續未滿5年，乳癌發作率也就不變。持續5年以上者，乳癌發作率就會在一年當中上漲到1.26倍（＝每1萬人就有30人→增加到38人）」。家人當中有乳癌者的風險為2倍以上，荷爾蒙補充療法的數據遠低於此。

　　而且，協助這項調查的約有1萬6000名女性，平均年齡為63歲，吸煙率50％，肥胖率或高血壓率也高，與一般荷爾蒙補充療法的使用條件（45歲～50幾歲的健康女性）相距甚遠。原本就是以乳癌風險高的人為研究對象。沒有查證這一點就報導的日本媒體，責任可說是相當重大。

　　爾後，五花八門的專業機構就進行驗證。2016年，與內分泌或女性醫學相關的7個國際學會，共同發表關於荷爾蒙補充療法的全體意見書，表示「荷爾蒙補充療法對於乳癌風險的影響相當小」。其中明確記載「即使1000名女性進行為期1年的荷爾蒙補充療法，乳癌增加人數也不到1名。與生活習慣、肥胖、酒精攝取等原因造成的風險上升同等或在這之下。另外，中止荷爾蒙補充療法之後，乳癌的風險就會降低。」（Climacteric 2016；19：313-5）。

　　當然，假如想做荷爾蒙補充療法，就要事先與醫師好好洽談，以便消除所有的不安。最重要的是擁有正確的知識，自覺到「我要靠自己做選擇」。

風險會提高，還是降低？直擊真相！
荷爾蒙補充療法與罹癌風險&癌症預防

話雖如此，荷爾蒙補充療法（HRT）的婦科癌症風險還是令人擔憂。實際上是怎麼樣呢？從近年的查證當中已經發現許許多多的真相。讓我們看看最新的《荷爾蒙補充療法準則》所記載的內容。

荷爾蒙補充療法與乳癌

　　就如前面所言，《荷爾蒙補充療法準則》從各個角度查證乳癌的發作風險後，現在已將內容變更為「發作風險每1000人就只有1人以下，只要中止荷爾蒙補充療法，風險就會降低」。該準則指出，「單獨使用雌激素劑的荷爾蒙補充療法，只要實施未滿7年，乳癌的風險就不會提高。即使持續7年以上，風險也要花10年以上才會提高。然而機率會與生活習慣等因素造成的風險相同或在這之下」。最近也有報告指出，針對雌激素和乳癌風險進行統合分析（meta-analysis）（譯註：指將多個先行研究的結果整合起來的統計方法）之後，發現兩者並無顯著差異（significance difference）（譯註：指兩者在統計上看不出關聯性）。

　　另外，目前也知道乳癌風險會因併用的黃體荷爾蒙劑而異。雖然併用合成黃體荷爾蒙劑與單獨投藥雌激素劑沒有差異，但若併用口服天然型黃體素劑（現在日本國內正在臨床試驗中），風險就不會提高。

　　有些人認為1000人就有1個人乳癌看起來很多，有些人則認為沒什麼兩樣而想做做看。只要1年確實接受1次乳癌篩檢，荷爾蒙補充療法也足以持續做5年以上。不過，乳癌的遺傳風險則需要注意。母親或親姊妹罹患乳癌者，原本風險就可能會高，建議與醫師好好洽談。

藉由荷爾蒙補充療法能夠降低某些癌症的風險！

荷爾蒙補充療法可能可以預防婦科癌症以外的癌症。《荷爾蒙補充療法準則2017年版》當中，就有「可能可以降低胃癌的風險」、「併用療法能夠降低大腸癌的風險」、「降低食道癌的風險」的描述。還有見解指出，以往無法否定肺癌的風險可能會上升，如今則大幅轉為「可能可以降低肺癌的風險」。

| 胃癌 | 大腸癌 | 食道癌 | 肺癌 |

荷爾蒙補充療法與子宮體癌

已經動過手術而沒有子宮的人，當然就沒有子宮癌的風險。目前已經明確得知，有子宮的人長期（半年以上）單獨使用雌激素劑，子宮內膜就會持續增厚，子宮體癌的風險就會提升。荷爾蒙補充療法的基本觀念是併用黃體荷爾蒙，降低癌症風險。關於併用方面，持續投藥法會比依照週期併用更能降低子宮體癌的風險（關於投藥方法可參照P173）。

荷爾蒙補充療法與子宮頸癌

子宮頸癌當中也有「鱗狀細胞癌」，雖然其發作風險與荷爾蒙補充療法無關，但在「腺癌」方面，則有見解指出持續做5年以上，風險就有可能提高。

荷爾蒙補充療法與卵巢癌

有報告指出荷爾蒙補充療法的持續使用期間愈長，卵巢癌的風險就愈會提高。也有見解指出，癌症組織型別的發作風險有所差異，看不出風險會上升。

與醫師商量進行！
接受荷爾蒙補充療法之前的流程

1. 向醫療機構或診所預約

首先要事先確定是否要實施荷爾蒙補充療法，也要求證是否適用健保，還是要自費診療。自己是否能接受治療是依診察或檢查結果而定，受診前無法判斷，要注意這一點。

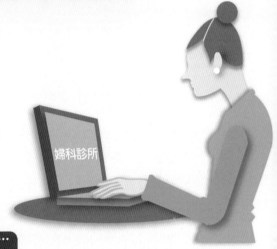

婦科診所

2. 受診和問診

初診時要填寫病歷表或由醫師聽取病情，藉由這次受診和問診，判斷難受是否屬於更年期的症狀。有些檢查會介紹病人到別的醫療機構。

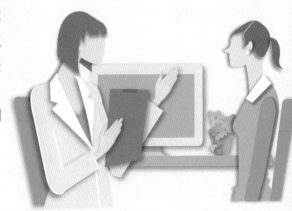

初診之前要事先彙整的資料

● 讓人擔心的症狀資訊（從什麼時候起發生什麼事）
● 月經的週期和月經期間（最後一次月經的開始日也要記錄）
● 以往從未罹患過的疾病
● 家人的病歷（尤其是婦科癌症更要詳細記錄）
● 現在服用的藥物和營養劑
● 最近健康檢查或住院體檢的檢查結果
（尤其是乳癌篩檢和其他婦科篩檢更要詳細記錄）

用於全日本醫療機構的指標　更年期指數（SMI）

替各個項目打上一個○記號，將分數填入右邊的欄位中，再算出合計分數。

＊強度的標準／強＝難受到日常生活出現障礙，想要現在馬上設法處理。

中＝雖然能夠忍耐，卻想要設法處理。弱＝感覺到症狀，卻在可以忍耐的程度。無＝沒有感覺。

症狀	強	中	弱	無	分數
①臉部燥熱	10	6	3	0	
②容易流汗	10	6	3	0	
③腰部或手腳容易畏寒	14	9	5	0	
④氣喘、心悸	12	8	4	0	
⑤難以入睡或淺眠	14	9	5	0	
⑥容易憤怒、馬上就焦躁起來	12	8	4	0	
⑦悶悶不樂、憂鬱	7	5	3	0	
⑧頭痛、暈眩、想吐	7	5	3	0	
⑨容易疲勞	7	4	2	0	
⑩肩膀酸痛、腰痛、手腳疼痛	7	5	3	0	
				合計分數	

【自我評分的評估標準】

0～25分：妥善度過更年期。要每年篩檢1次。

26～50分：生活中要留意飲食、睡眠、運動等項目，不要勉強自己。

51～65分：接受醫師的診察，進行生活指導、諮商及藥物療法。

66～80分：需要長期（半年以上）計畫性的治療。

81～100分：需要接受各科的精密檢查，以及長期計畫性的治療。

3. 因應需求進行檢查

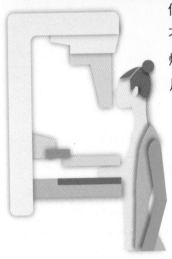

假如已經做過的檢查有拿到結果表，就算不是新的也可以。檢查結果很難在當天出爐，症狀難受時也可以試著要求開立1、2個月的處方。

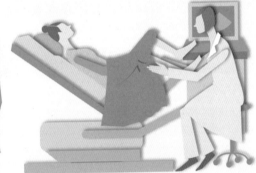

4. 複診：決定使用荷爾蒙補充療法和開立處方

假如檢查結果沒有問題，就要正式評估荷爾蒙補充療法的治療方式。關於副作用或疾病的風險，要請醫師說明到足以完全安心為止。假如能夠接受，就與醫師洽談，選擇投藥方法和藥劑。

5. 定期篩檢、追蹤

複診檢驗症狀改善的狀況，某些情況下會改變處方。之後每3個月定期受診1次，並且每年要和第1次一樣，實施1次婦科篩檢和血液檢查，這是荷爾蒙補充療法的基本觀念。

主要檢查

●乳癌篩檢（乳房攝影術＋超音波、觸診）

●荷爾蒙值（女性荷爾蒙相關、甲狀腺荷爾蒙）

●子宮、卵巢篩檢（內診、細胞診、陰道超音波／子宮體癌、子宮頸癌、卵巢癌、子宮肌瘤、子宮內膜異位症等）

●膽固醇值、中性脂肪、肝功能、貧血及其他基本檢查

●血壓、骨質密度及其他因應需求的檢查

是否進入更年期的女性荷爾蒙檢查

雌激素／雌二醇（E2）
單位：pg/ml

檢查時期	基準值
濾泡期	19.0～226.0
排卵期	49.0～487.0
黃體期	78.0～252.0
更年期	30.0以下

黃體生成荷爾蒙（LH）
單位：mIU/ml

檢查時期	基準值
濾泡期	1.8～10.2
排卵期	2.2～88.3
黃體期	1.1～14.2
更年期	5.7～64.3

濾泡刺激荷爾蒙（FSH）
單位：mIU/ml

檢查時期	基準值
濾泡期	3.0～14.7
排卵期	3.2～16.6
黃體期	1.5～8.5
更年期	35.0～157.8

※檢查的基準值依檢查公司而異。

投藥方法和藥劑的選擇

為什麼要使用這種藥劑？為什麼選這種方法？會有什麼樣的負面問題？諸如此類的疑惑要好好求證。投藥方法可參考P172～173，藥劑的種類可參考P174～175。

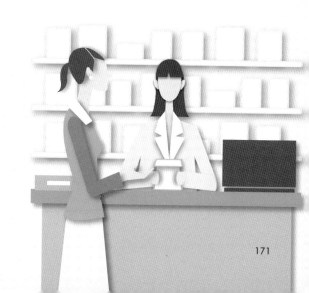

模擬妳的投藥方式
荷爾蒙補充療法的使用模式是什麼？

荷爾蒙補充療法（HRT）有幾種方式，要衡量症狀與子宮是否摘除再決定。雖然是以「雌激素劑」為主，但有子宮的人基本上會併用「黃體荷爾蒙劑」，抑制子宮體癌的風險。

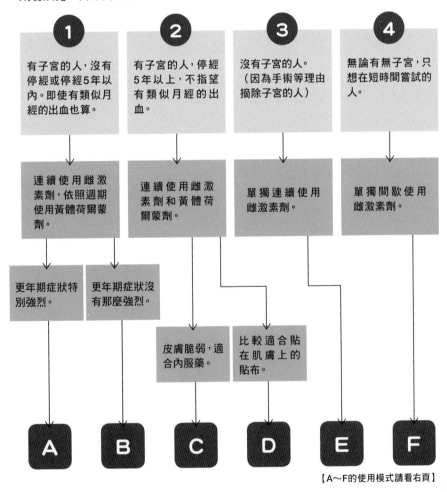

1 有子宮的人，沒有停經或停經5年以內。即使有類似月經的出血也算。

2 有子宮的人，停經5年以上，不指望有類似月經的出血。

3 沒有子宮的人。（因為手術等理由摘除子宮的人）

4 無論有無子宮，只想在短時間嘗試的人。

連續使用雌激素劑，依照週期使用黃體荷爾蒙劑。

連續使用雌激素劑和黃體荷爾蒙劑。

單獨連續使用雌激素劑。

單獨間歇使用雌激素劑。

更年期症狀特別強烈。

更年期症狀沒有那麼強烈。

皮膚脆弱，適合內服藥。

比較適合貼在肌膚上的貼布。

A **B** **C** **D** **E** **F**

【A～F的使用模式請看右頁】

● 有子宮的人：雌激素劑＋黃體荷爾蒙劑併用

A 持續＋依照週期使用

	0日	28日	28日
雌激素劑	持續		
黃體荷爾蒙劑	12～14日		12～14日

近似原本荷爾蒙分泌的投藥法。前半個月單獨使用雌激素劑，後半個月則與黃體荷爾蒙劑併用。由於大多會引發定期出血，所以適合在停經前後使用，特別推薦給更年期症狀強烈的人。

B 依照週期使用

	0日	28日	28日
雌激素劑	21～25日	5～7日休息	21～25日 5～7日休息
黃體荷爾蒙劑	10～12日		10～12日

先使用雌激素劑，途中與黃體荷爾蒙劑併用，之後再停藥。由於會引發與月經相同的出血，所以主要適合停經或停經後不久的人。

C 持續併用

	0日	28日	28日
雌激素劑	持續		
黃體荷爾蒙劑	持續		

每天連續併用雌激素劑和黃體荷爾蒙劑。雖然會有半年左右的不定期出血，不過出血會慢慢消失，適合停經後過了段時間的人。

D 持續併用

	0日	28日	28日
雌激素和黃體荷爾蒙調配劑	持續		

同時添加雌激素和黃體荷爾蒙，貼在皮膚上的貼布調配劑也很常見。與C的方法一樣，剛開始就算會不時出血，後來也會慢慢消失。

● 沒有子宮或想要嘗試1～2個月的人：單獨使用雌激素劑

E 持續併用

	0日	28日	28日
雌激素劑	持續		

假如是動手術摘除子宮，就沒有子宮癌的風險，能夠單獨使用雌激素劑。因為沒有子宮，所以也不會引發出血。

F 依照週期使用

	0日	28日	28日
雌激素劑	21～25日	5～7日休息	21～25日 5～7日休息

擁有子宮，嘗試使用1～2個月時，就可以單獨使用雌激素劑。這也會讓人不定期出血。藉由黃體荷爾蒙即可避免不適。

成分、用量及使用方法也這麼琳瑯滿目

荷爾蒙補充療法使用的藥物種類

用來作為荷爾蒙補充療法的藥劑有3種。除了主角雌激素劑之外，還有負責支援的黃體荷爾蒙劑，以及雌激素和黃體荷爾蒙調配劑。

日本荷爾蒙補充療法常用的處方藥

	劑型		有效成分	產品名稱	用量、用法
雌激素劑	口服（錠劑）		結合型雌激素	普力馬林（Premarin）	0.625mg／1天1錠（通常量）
			雌二醇	Julina	0.5mg／1天1錠（低用量）
					1.0mg／1天2錠（通常量）
			雌三醇	愛斯都麗（Estriel）、Holin	0.1～2mg／1天1～2錠（通常量）
	經皮吸收劑	黏貼（貼布）	雌二醇	Estrana貼片	0.72mg／1天1片，每次要貼2天（通常量）
		塗抹（凝膠）	雌二醇	迪維舒（Divigel）	1.0mg／1天1包（通常量）
				L'estrogel	1.08mg／1天塗2次（通常量）
					0.54mg／1天塗1次（低用量）
		塞入（陰道塞劑）	雌三醇	愛斯都麗、Holin-V	0.5～1mg／1天1～2錠（低用量）

	劑型	有效成分	產品名稱	用量、用法
黃體荷爾蒙劑（黃體素劑）	口服（錠劑）	醋酸甲羥孕酮（Medroxyprogesterone Acetate）	普維拉（Provera）、Nerfin、普寶胎（Progeston）、Medkiron	2.5mg／1天1錠（持續併用時）5～10mg／1次1錠1天2回（依照週期併用時）
			Hysron	5mg／1天1錠
		地屈孕酮（Dydrogesterone）	得胎隆（Duphaston）	5mg／1天1錠（持續併用時）10mg／1次1錠1天2回（依照週期併用時）
	留置在子宮內	左炔諾孕酮（Levonorgestrel）	蜜蕊娜（Mirena）	52mg／1套系統（裝進去1次可以維持5年）

	劑型	有效成分	產品名稱	用量、用法	
黃體荷爾蒙和雌激素調配劑	口服（錠劑）	雌二醇／左炔諾孕酮	Wellnara	雌二醇：1.0mg	1天1錠（通常量）
				左炔諾孕酮：0.04mg	
	黏貼（貼布）	雌二醇／醋酸乙烯羥化雌烯胴（Norethindrone Acetate）	Menoaid Combipatch	雌二醇：50μg	1次1片，每星期貼2次（通常量）
				乙烯羥化雌烯胴：140μg	

能夠使用日本的健康保險嗎？藥費多少？

假如有更年期的症狀，幾乎都可以試用。診察費和檢查費不算在內，1個月的藥費會在1,000～3,000日圓左右。沒做過乳癌篩檢或子宮癌篩檢的人則要將第一次的檢查費考量進去。

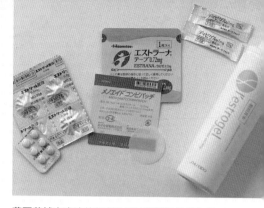

荷爾蒙補充療法的藥劑也可以選擇用量或使用方法。像是口服藥、貼在皮膚上的貼布、塞入陰道的陰道塞劑，以及塗在皮膚上的凝膠等。現在天然型黃體荷爾蒙劑正在日本臨床試驗中。

貼布或藥膏與口服藥有什麼不同？

黏貼或塗抹的藥物會從皮膚直接吸收到血液中，不會經過胃腸，適合胃腸或肝臟虛弱的人。但要在固定的日子將藥物黏貼和塗抹在固定的地方，這種例行公事有的人就做不來。

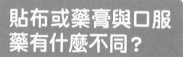

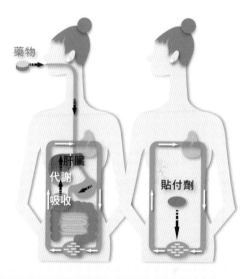

---- MEMO ---

其實也可以用藥局就買得到的荷爾蒙劑！

要習慣補充荷爾蒙的感覺，從市面上以第二類醫藥品名義販賣的雌激素乳霜開始試用，也是一個方法。塗在皮膚薄的位置就可以看見效果。假如附近沒有藥妝店，也可以透過網路郵購。補充男性荷爾蒙的「固酪敏」和女性荷爾蒙的「芭斯多敏」，兩者都是能夠輕鬆塗抹在皮膚上的乳霜型藥劑。

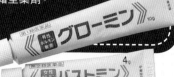

還不知道的事情，一口氣解決！
荷爾蒙補充療法（HRT）Q＆A

荷爾蒙補充療法的使用條件也有難解之處，無法說懂就懂的地方不少。我們要具備正確的知識，這樣才能放心評估荷爾蒙補充療法的利弊得失。

Q 有子宮肌瘤也可以接受這種療法嗎？

可以。子宮肌瘤與雌激素有關，所以荷爾蒙補充療法會以少量或短期為原則。要在注意肌瘤大小的同時減少荷爾蒙量，極力減少對肌瘤的影響。有時會出現症狀或其他不做比較好的情況，要與醫師洽談。

Q 併用中藥也沒關係嗎？

與中藥併用相當常見，推薦這樣做的醫師也很多。荷爾蒙補充療法與中藥作用的方式完全不同，搭配也很自由。假如醫師也熟知中藥就更安心了（詳情參照P182）。

Q 效果要多久才會出現?

症狀因人而異，藥物種類或投藥法也有影響，無法一概而論。有的人花1天～幾天症狀就突然痊癒，有的人則要花1～2個星期。身懷好幾種症狀的人也一樣，有的症狀馬上就會好，有的症狀則遲遲無法解除。

Q
使用期間以
5年為標準嗎？

有的醫生會告知病患「使用
期間固定到5年為止」，實
際上卻沒有一定。國際停
經學會指出，「荷爾蒙補充
療法的投藥期間無法一概
而定，要衡量個別的病例
再決定」。中止的時間也要
與醫師充分對話再決定。

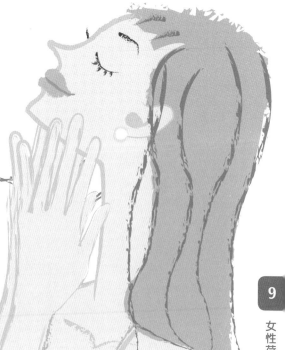

Q
有沒有連男性荷爾蒙
也一併補充的方法？

有個方法是注射女性荷爾蒙和男性荷爾蒙的混合製劑。有時男性荷
爾蒙（睪固酮）對於提不起精神、意欲低落等症狀比較有效。這種做
法無須像荷爾蒙補充療法一樣持續補充，對於追求即效性的人來說
很管用。注射1次的效果為3、4個星期左右。也有女性朋友希望在出
差、國外旅行或參加其他活動前注射。

Q 荷爾蒙補充療法真的
會讓人發胖嗎？

不一定，也有人會消瘦。荷爾蒙補充療法讓人發胖，是跟從前避孕藥給人的印象混淆了吧？使用的荷爾蒙種類和調配量都和避孕藥不同，用不著擔心。不過，與黃體荷爾蒙劑併用的方法，也會在使用黃體荷爾蒙時出現浮腫。這時也可以藉由更換黃體荷爾蒙劑的種類，減輕浮腫。

Q 不能以美容目的
施作嗎？

這種療法在國外號稱「回春藥」，能夠用於美容目的，但日本的健康保險制度限定在治療疾病上，美容目的的使用無法涵蓋在健保之內。自費診療的抗老診所等機構，也常會為了美容而讓人接受荷爾蒙補充療法。

Q 有沒有副作用或
負面問題？

有的人開始使用荷爾蒙補充療法時會出現些微的症狀，像是出血、乳房發脹或疼痛、白帶、作噁或想吐、腹部發脹等。這些症狀多半能在調整藥物的頻率或分量後改善，或是在身體習慣荷爾蒙劑的過程中消除。藥物的種類或荷爾蒙量也有關係，假如有令人擔憂的症狀就要和主治醫師洽詢。將藥物變更為從皮膚吸收的荷爾蒙劑或調整分量，也可以防止這種情況。

Q 荷爾蒙補充療法會導致
不正常出血嗎？

只在固定期間使用雌激素加上黃體荷爾蒙，是讓身體定期出血，不發生無預警出血的方法。另一方面，要是同時持續使用這兩種藥物，無預警的出血就會發生達半年左右，不過慢慢就會消失。這種出血不會有問題。

------ MEMO --

「破綻性出血」和「消退性出血」

持續使用雌激素和黃體荷爾蒙導致的出血稱為「破綻性出血」，這時子宮內膜是處於積滿的狀態。相形之下，黃體荷爾蒙降低時內膜剝離後的出血，則稱為「消退性出血」。藉由人工方式產生消退性出血——也就是使用黃體荷爾蒙「打掃」內膜，就會減少子宮體癌的風險。荷爾蒙補充療法的出血是很常見的。

Q 會感受不到荷爾蒙補充療法的效果嗎？

荷爾蒙補充療法有效改善症狀，就證明症狀的原因在於女性荷爾蒙不足。假如補充之後沒有效果，就要思考症狀的出現是否另有原因。明智的做法是與醫師好好洽談，連同藥量或投藥方式一併檢討，再決定方針。

Q 能不能未經診察，只開荷爾蒙補充療法的藥物給我呢？

很遺憾不行。荷爾蒙補充療法可分為診察和檢查。剛開始難以藉由問診和檢查判斷時，也會採取別的方法，而不是開立處方。我們要記得，荷爾蒙補充療法是在定期篩檢和診察之後，經由醫學的管理之下開立處方。

Q 超過60歲就不能做嗎？

沒這回事。因為「假如在停經後未滿10年或未滿60歲施行荷爾蒙補充療法，心臟疾病發作的風險就會下降，呈現預防的效果」，所以盡量早點做會比較好。60歲以上還有更年期症狀的人也不少，顯然可以適用這種療法。

Q 從停經前就可以做嗎？
什麼時候可以中止？

假如是因為缺乏雌激素而出現症狀，也可以在停經前施行。比如摘除卵巢或30幾歲早發性停經的人就能做。另外，假如症狀有所改善，隨時可以停止治療，等有必要時再重啟。不過，要是自己決定中止，荷爾蒙平衡就會失調，身體狀況反而會惡化，需要注意。中止的時機也一定要與醫師洽談再決定。

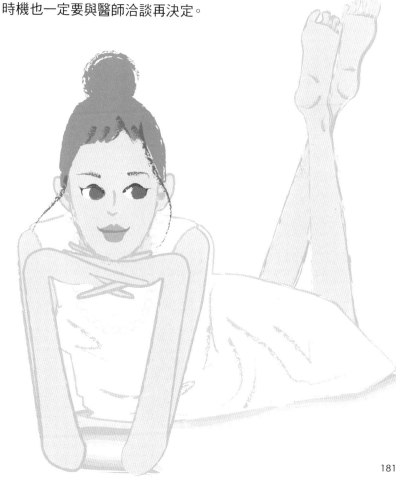

適用於健康保險，使用率也很高！

值得信賴的「中藥」潛力

從「氣、血、水」探索原因的東洋醫學觀點

　　中藥從以前就用於治療更年期症狀。雖然也有人會猶豫要做荷爾蒙補充療法還是看中醫，不過就算併用也完全沒問題。中醫上有「氣」、「血」、「水」的概念，當這些要素的平衡惡化，就會呈現不適。再者，決定藥方前會先判定每個人的「證型」（體質或身體狀況），所以醫生的診斷就最為重要。即使症狀相同，藥物也往往有所差異。

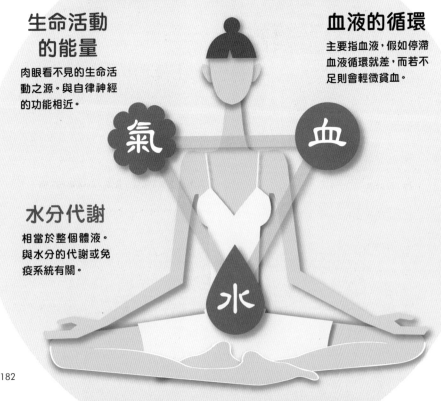

【調整氣、血、水的平衡維持健康】

生命活動的能量

肉眼看不見的生命活動之源。與自律神經的功能相近。

氣

血液的循環

主要指血液，假如停滯血液循環就差，而若不足則會輕微貧血。

血

水分代謝

相當於整個體液。與水分的代謝或免疫系統有關。

水

用於更年期的「三大中藥」

加味逍遙散	桂枝茯苓丸	當歸芍藥散

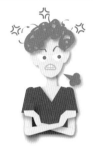

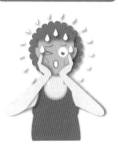

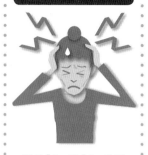

當體質有點虛弱，以至於「氣」和「血」紊亂時所開立的處方。適合因為熱潮紅而失眠、焦躁、憂鬱或其他精神症狀強烈的人。

雖然有體力卻上火的人，就要調整「血」的循環。最適合用在「熱潮紅嚴重卻無法使用荷爾蒙補充療法」的情況。

對於「血」和「水」的異常特別滋補。號稱女性的聖藥，能夠有效對抗畏寒體質或貧血。適合沒有體力，頭痛後沒有精神的人。

其他用於更年期的中藥

● 半夏厚補湯	適用於喉嚨堵塞、呼吸困難、頸部周圍的症狀。也有平復不安感的效果。
● 補中益氣湯	溫熱腹部的周圍補充能量。適合畏寒、疲勞及沒有精神的人。
● 抑肝散	適用於容易焦躁或憤怒的人。能夠平復和放鬆心情。
● 芍藥甘草湯	遏止肌肉痙攣的即效性藥物。對於胃腸、子宮等處的疼痛也很有用。
● 女神散	適用於上火、暈眩、耳鳴、心情鬱悶、頭痛、肩膀酸痛等症狀。
● 防己黃耆湯	改善浮腫。還有提升脂肪代謝，改善肥胖的作用。
● 溫經湯	適用於失眠、掉髮、皮膚乾燥、指甲龜裂、小腿抽筋等症狀。
● 牛車腎氣丸	適用於容易疲勞、手腳畏寒、浮腫、麻痺、視力朦朧等症狀。
● 葛根湯	能夠溫熱身體，以感冒藥為人所知，但也適用於更年期的頭痛和肩膀酸痛。
● 柴胡加龍骨牡蠣湯	適用於上火、失眠、心悸、肩膀酸痛等症狀。還有穩定血壓的效果。

與中藥為伴的心得

也可以和荷爾蒙補充療法併用！

中藥不包含在女性荷爾蒙之內，與荷爾蒙補充療法的藥物分類和作用都完全不同。接受荷爾蒙補充療法時也可以追加使用中藥。

覺得狀況不佳就可以當場服用

中藥生效慢是一種成見，其實更年期的三大中藥意外地具有即效性。與其按時按次服用，有症狀時再服用較能實際感受到效果。

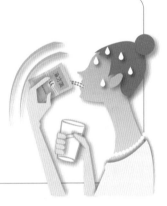

不見得要花時間才會出現效果

一般人往往認為中藥要長期持續服用才會慢慢生效，但也有很多方子是2個星期左右就會實際感受到改善。快的人3天就會明白其效果。即效性的藥物也不少，自己也可以多方調查。

基本上要在空腹時服用，避開用餐前後

中藥必須在空腹時服用。起床時、肚子餓時、就寢前，或是其他與正餐分開的時段就可以服用。不讓中藥在胃腸與食物混合，就是「生效」的關鍵。

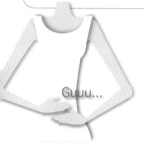

Guuu...

最好去找也擅長中醫的婦科醫生

最近學習中醫的醫師也很多，但是懂得開立中藥處方和能以中醫的觀點診斷是兩回事。最好去找西醫和中醫兩者皆擅長的醫師。

一定要配常溫的水或溫水服用

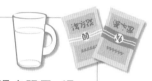

細粒和顆粒狀的中藥要配配常溫的水或溫水服用。溫水消化比較快。雖然其中也有相當難以入口的藥，但可以將常溫的水或溫水含在口裡，把藥物撒在水上再喝掉。

市售的更年期藥物也是中藥之一

涵蓋「更年期」這個關鍵字的錠劑市售藥，看看成分標示也是以中藥處方為重心。這種藥物鎖定的目標是緩和更年期的諸多症狀，調整荷爾蒙平衡。雖然症狀還不到去婦科的地步，但若擔心的話……這樣的人要不要先從市售藥試試看呢？

大豆異黃酮「雌馬酚」
能夠輕鬆嘗試的營養劑也很吸引人

備受矚目，發揮「類女性荷爾蒙」作用的「雌馬酚」是什麼？

最近常見的「雌馬酚」是功效與雌激素極為相似的成分，連婦科醫生都承認這一點。各式各樣的研究報告指出，雌馬酚能夠改善更年期症狀、預防骨質疏鬆症、改善女性的新陳代謝症候群等。這種成分會以營養劑歸類為食品的形式在市面上販賣。

大豆異黃酮沒辦法直接發揮作用！

以前常說大豆異黃酮具有類似雌激素的效果，經研究後卻發現，假如食用大豆製品，腸內就會借助腸內細菌的力量，將大豆異黃酮的「大豆苷元」轉換成雌馬酚，再在體內發揮類似女性荷爾蒙的作用。

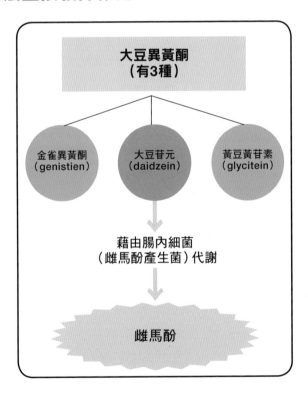

大豆異黃酮
（有3種）

金雀異黃酮
（genistien）

大豆苷元
（daidzein）

黃豆黃苷素
（glycitein）

藉由腸內細菌
（雌馬酚產生菌）代謝

雌馬酚

妳是能夠製造雌馬酚的人嗎？
要是不能製造，就從外部攝取！

能否在體內用異黃酮製造雌馬酚，也可以從腸內是否有「雌馬酚產生菌」和菌類的活動狀況得知。近年來藉由雌馬酚檢查即可輕易識別。

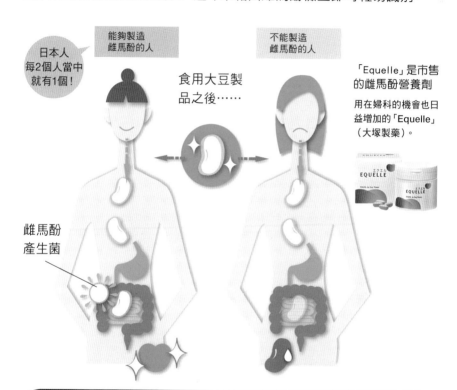

日本人每2個人當中就有1個！

能夠製造雌馬酚的人

食用大豆製品之後……

不能製造雌馬酚的人

「Equelle」是市售的雌馬酚營養劑

用在婦科的機會也日益增加的「Equelle」（大塚製藥）。

EQUELLE

雌馬酚產生菌

----- MEMO --

「脫氫表雄酮」或許會成為新的戰力

脫氫表雄酮（DHEA）又稱為「荷爾蒙之母」，是男女性荷爾蒙的泉源。我們體內原本就有荷爾蒙。最近有說法指出，更年期症狀是否會出現，取決於脫氫表雄酮分泌量的差異，分泌量愈多，體內就愈能將脫氫表雄酮轉換成女性荷爾蒙。國外會當成營養劑在市面上銷售。最近的研究也顯示這種成分可以藉由運動增加。

獲准用來治療更年期症狀

「胎盤素注射」的秘密

隱藏的力量深不可測的
「胎盤」（胎盤素）萃取物

　　說到胎盤素給人的印象，也有不少人會聯想到美容，但其實還有以治療更年期症狀為目的，獲准上市的醫療用注射劑。胎盤素有時會簡稱為「胎盤」，能在母體的子宮內製造，是連接胎兒和母胎的器官。用於醫療的胎盤素則是從人類胎盤萃取有效成分的「胎盤萃取物」。營養豐富的成分為什麼對更年期症狀有效，目前仍在研究中。

胎盤素就位在母胎子宮當中的「胎盤」

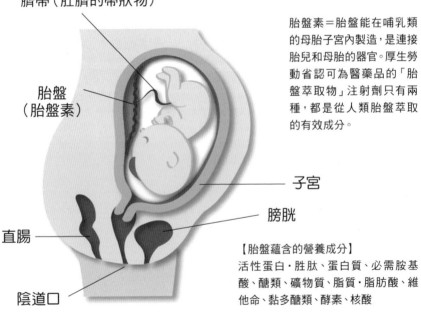

臍帶（肚臍的帶狀物）

胎盤素＝胎盤能在哺乳類的母胎子宮內製造，是連接胎兒和母胎的器官。厚生勞動省認可為醫藥品的「胎盤萃取物」注射劑只有兩種，都是從人類胎盤萃取的有效成分。

胎盤
（胎盤素）

子宮

膀胱

直腸

【胎盤蘊含的營養成分】
活性蛋白・胜肽、蛋白質、必需胺基酸、醣類、礦物質、脂質・脂肪酸、維他命、黏多醣類、酵素、核酸

陰道口

厚生勞動省認可的醫療用胎盤素

【美思滿（Melsmon）】

美思滿在治療更年期症狀、乳汁分泌不全的女性荷爾蒙問題時，適用於健康保險。據說這種藥劑在注射時的疼痛比較弱。

【萊乃康（Laennec）】

萊乃康獲准在罹患慢性肝病時用來改善肝功能。雖然在更年期症狀方面不是健保給付對象，卻蘊含較多的胎盤萃取物。

胎盤素的作用

· 提升基礎代謝
· 促進血液循環
· 促進血液生成
· 恢復疲勞

· 調節自律神經
· 調節荷爾蒙分泌
· 提高免疫
· 提高肝臟的功能

· 抑制過敏
· 抑制發炎
· 消除活性氧，防止氧化

胎盤素注射的原料	醫療用的胎盤素注射藥，僅限於日本國內經正常分娩出生之人的胎盤。要能確保高度安全性。
注射的頻率和時間	剛開始每星期1次。要持續到某種程度，讓胎盤素長期留在體內，才是獲得效果的關鍵。
胎盤素注射與傳染病	接受過胎盤素注射藥治療的人不能捐血。內服藥、營養劑及健康飲料則不在此限。
胎盤素注射的費用	費用依注射量而定，大概從1,000日圓左右起跳。即使是自費診療的胎盤素注射，含初診時的診察費也是在3,000日圓左右。
胎盤素注射的副作用	偶爾會發生惡寒、噁心、發熱、發紅、起疹子等反應，這時就要馬上中止投藥。
胎盤素的雞尾酒注射	將胎盤素在內的多種藥劑混合的雞尾酒注射是尚未獲准的投藥法。選擇接受這種治療前要考慮和注意安全性。
與美容胎盤素產品的不同	醫療用的胎盤素材料限定為人類的胎盤，不過化妝品或美容用品則通常會使用馬或豬的胎盤。

9

女性荷爾蒙對策

Chiaki's case

[對於低劑量避孕藥和
荷爾蒙補充療法的建議]

趁著停經的機會從低劑量避孕藥過渡到荷爾蒙補充療法。我如此推薦大家補充荷爾蒙的理由

　　我在前更年期開始使用低劑量避孕藥（OC），持續到52歲停經為止，使用避孕藥的資歷有11年。後來隨著停經轉換到荷爾蒙補充療法，轉眼間就過了10年。

　　避孕藥原本有避孕的功效，也用於**治療經前症候群（PMS）**。遺憾的是，很少人知道這也適用於更年期的不適。即使有更年期的症狀，但在月經期間，女性荷爾蒙也還在分泌，所以用低劑量避孕藥就好。

　　反過來說，停經之後，荷爾蒙量少的荷爾蒙補充療法就比低劑量避孕藥理想。假如女性荷爾蒙減少的方式**像溜滑梯一樣直**

直落，就會從溜滑梯飛出去摔傷對吧。荷爾蒙補充療法的目的就是為體內補充些許荷爾蒙，緩和坡度。補充的雌激素量要從安全性計算，是有月經時的1/3～1/5。即使是這麼少的量，也會讓走勢轉為軟著陸。

更年期會影響自律神經，出現**熱潮紅或汗水流不停**等症狀。焦躁、悶悶不樂、提不起幹勁、心情低落、著急、悲傷……毫無意義的情感在騷動。我的更年期症狀也強烈展現在「情緒」方面，心情嚴重低落和焦躁，**內心的餘裕**少之又少。

對於情感面的失調，我也用了抗鬱劑、中藥和營養劑，然而根本的原因在於女性荷爾蒙急速流失。照理說與其服用大量的藥物，單純補充女性荷爾蒙肯定比較好。我仔細衡量之後，就選擇荷爾蒙補充療法，**以免變成藥罐子**。

要是不知道失調的機制就去看醫生，對方就只會依照症狀的數量，開一大堆的藥給自己。假如能夠治癒倒還好，但通常都治不好，讓人鬱悶。其實我也到處求醫。明明身體狀況這麼差，醫生卻說「全身上下都沒毛病」而要我回家。更年期將近時，也是丟下一句「年紀大了沒辦法」將我打發掉。那麼，只要去婦科就好了。雖然這樣想，不過像大學醫院一樣著重在診治癌症或疑難雜症的婦科，不會為了更年期症狀而幫我做什麼荷爾蒙補充療法。就連開業醫生當中都有食古不化的人，認為「更年期不是病」。但這時可不能氣餒。理解狀況的醫生確實存在，確實在增加當中。

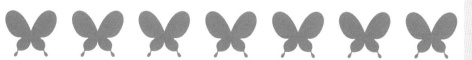

就算是宣稱沒有更年期症狀的人，也不妨試著做1個月的荷爾蒙補充療法。就算認為「我的肌膚就是這種感覺，我的身體狀況總是在這種程度，我的心情就是如此」，治療後說不定會覺得比原本的狀態還要好。所以在做了荷爾蒙補充療法之後，肌膚的潤澤有可能會增加，放棄治療的肩膀酸痛有可能會舒坦得多，**總覺得心情很好，天天開心**。或許會發生這樣的變化，我們要留意這一點。

荷爾蒙補充療法是相當美妙的發明，讓我們從今以後能像歐美的女性一樣，與伴侶保持良好的關係。女性永遠是女性，乾燥而刺痛的陰道毫無用武之地，有時搞不好會鬧離婚。反過來說，就連日本的**熟年結婚**都在增加當中，這也無疑是正面的影響。

或許有人會說，我對這種話題沒興趣。但是私密部位乾燥，卻不見得只和**性愛的話題**有關。無論有沒有伴侶，因為陰部摩擦而弄得到處都是血，行走也很困難。聽对馬醫生說，有個停經後的人做了尿液檢查之後，發現採到的尿液中混雜著血。那也是因為尿道乾燥摩擦受傷所致。

我們要在變成那樣之前，告訴婦科醫生「自己想做荷爾蒙補充療法」。**荷爾蒙補充療法是健保給付的處方藥**。我使用的是凝膠類藥物，但也有藥膏或內服藥，請各位與醫師洽談，同時尋找適合自己的藥種。

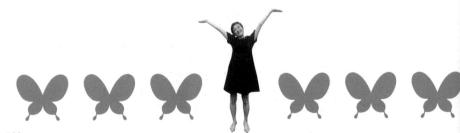

第10章

知道就有心理準備！
停經前後

容易罹患的
疾病

停經前後很容易接連出現新症狀。
除此之外，容易罹患的疾病也正虎視眈眈。
為了珍惜更年期以後的人生，
也要定期接受篩檢，擬定預防措施以免染病。
只要事前具備知識，萬一出現疾病的訊號，
也可以沉著應變，還有餘力選擇治療方法。
疾病並不可怕，要做個聰明的年長者。

容易罹患的疾病也會隨著女性荷爾蒙變化
盤點更年期更要留意的
健康問題！

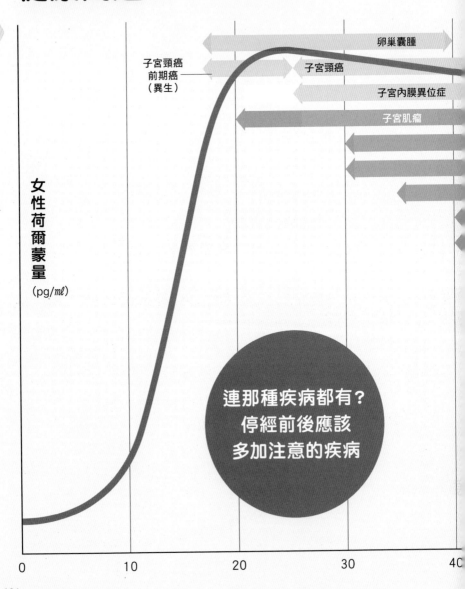

卵巢囊腫

子宮頸癌
前期癌
（異生）

子宮頸癌

子宮內膜異位症

子宮肌瘤

女性荷爾蒙量
（pg/㎖）

連那種疾病都有？
停經前後應該
多加注意的疾病

0   10   20   30   4C

從停經前後女性荷爾蒙就無法再守護身體，容易罹患疾病。除了婦科類的疾病之外，還容易出現自體免疫性疾病、慢性病、體質虛弱或遺傳上的弱點，要事先核驗。

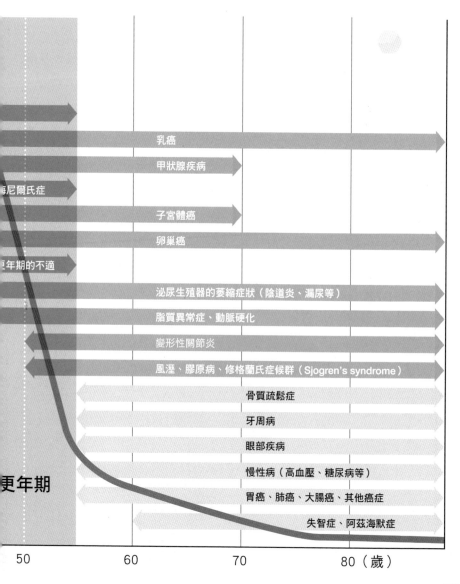

梅尼爾氏症

乳癌

甲狀腺疾病

子宮體癌

卵巢癌

更年期的不適

泌尿生殖器的萎縮症狀（陰道炎、漏尿等）

脂質異常症、動脈硬化

變形性關節炎

風溼、膠原病、修格蘭氏症候群（Sjogren's syndrome）

骨質疏鬆症

牙周病

眼部疾病

慢性病（高血壓、糖尿病等）

胃癌、肺癌、大腸癌、其他癌症

失智症、阿茲海默症

更年期

50　　　　　60　　　　　70　　　　　80（歲）

子宮肌瘤 1

絕大多數女性都有子宮肌瘤是真的嗎？

大多數沒有症狀，惡性的情況很罕見。不過……

　　子宮或卵巢的疾病方面，40幾歲以後的女性是以子宮肌瘤為最多。子宮肌瘤是在子宮形成的良性腫瘤，包含小的在內，甚至可以說幾乎所有的女性都有。還有人經常長出肌瘤，大大小小竟然有50個！約半數的人沒有特別的症狀，照常度日。由於女性荷爾蒙的影響很大，所以在想要縮小肌瘤時會希望荷爾蒙量下降，但若要改善身體狀況，則會想要藉由荷爾蒙補充療法提高荷爾蒙量……這種矛盾真是惱人。現在還有「加回療法」（add-back therapy）讓荷爾蒙量一口氣下降再慢慢上升，不妨先與醫師洽談看看。我們要弄清自己的想法，做出最好的選擇。

子宮肌瘤的主要症狀

- 經血混雜肝臟狀的血塊
- 經血量變多
- 月經期間拉長
- 月經期間當中下腹部膨脹
- 不正常出血（月經以外時的出血）
- 下腹部感覺到硬疙瘩
- 出現貧血的症狀
- 出現頻尿或便秘
- 腰痛或下腹部疼痛發作

當經血混雜血塊、經血量異常增加、經痛變嚴重等症狀持續發生時，就要懷疑是否為子宮肌瘤，接受婦科診斷。假如沒有症狀，尺寸在3公分以內，就要每年追蹤觀察1次。而若尺寸在那之上，則要每半年定期篩檢1次。當症狀嚴重時，要以藥物處置，同時衡量根本的治療方法。極端的情況是惡性腫瘤，絕對要定期追蹤觀察。

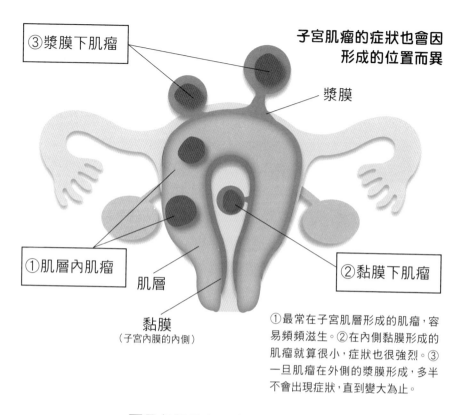

③漿膜下肌瘤

子宮肌瘤的症狀也會因形成的位置而異

漿膜

①肌層內肌瘤

肌層

黏膜
（子宮內膜的內側）

②黏膜下肌瘤

①最常在子宮肌層形成的肌瘤，容易頻頻滋生。②在內側黏膜形成的肌瘤就算很小，症狀也很強烈。③一旦肌瘤在外側的漿膜形成，多半不會出現症狀，直到變大為止。

要是各個子宮肌瘤惡化下去……

①肌層內肌瘤

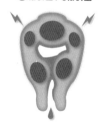

肌瘤容易頻頻滋生，讓子宮變形，妨礙子宮肌的收縮，還會出現經痛、腰痛、月經期間拉長等症狀。

②黏膜下肌瘤

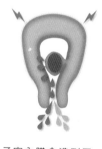

子宮內膜會遭到壓迫，還會形成瘀血和潰瘍。經血會增加，月經會拉長，發生嚴重的貧血或經痛。

一旦形成有莖黏膜下肌瘤，下腹部就會發生類似陣痛的疼痛，肌瘤還會從子宮突出，再從陰道冒出。這種症狀就稱為「肌瘤分娩」。

③漿膜下肌瘤

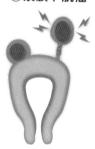

要是周圍的臟器遭到壓迫，或是形成有莖漿膜下肌瘤，肌瘤的根部就會扭曲變細，伴隨激烈的疼痛，甚至還要做緊急手術。

子宮肌瘤 2

療法會依照症狀或考量而有各種選擇

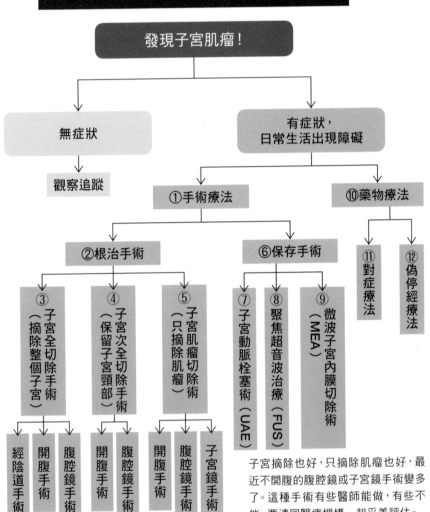

停經前後的子宮肌瘤要怎麼治療？

發現子宮肌瘤！

無症狀 → 觀察追蹤

有症狀，日常生活出現障礙

① 手術療法

⑩ 藥物療法

② 根治手術

⑥ 保存手術

⑪ 對症療法

⑫ 偽停經療法

③ 子宮全切除手術（摘除整個子宮）
- 經陰道手術
- 開腹手術
- 腹腔鏡手術

④ 子宮次全切除手術（保留子宮頸部）
- 開腹手術
- 腹腔鏡手術

⑤ 子宮肌瘤切除術（只摘除肌瘤）
- 開腹手術
- 腹腔鏡手術
- 子宮鏡手術

⑦ 子宮動脈栓塞術（UAE）

⑧ 聚焦超音波治療（FUS）

⑨ 微波子宮內膜切除術（MEA）

子宮摘除也好，只摘除肌瘤也好，最近不開腹的腹腔鏡或子宮鏡手術變多了。這種手術有些醫師能做，有些不能，要連同醫療機構一起妥善評估。

選擇時要考慮治療法的優點和缺點

子宮肌瘤的治療取決於症狀是否會干擾日常生活。比起希望女人妊娠的年代，治療的選擇較為簡單。最近還出現新藥，藉由內服就可以縮小肌瘤。

①手術療法

藉由某些方法縮小或去除肌瘤。手術的種類差異很大，要聽取詳細的說明，好好洽談。

②根治手術

可分為子宮全切除的方法和只摘除肌瘤的方法。假如因為頻頻滋生而長出許多肌瘤，就算取出肌瘤，也會馬上復發。

③子宮全切除手術

子宮全部摘除，卵巢和輸卵管有可能保存。子宮與女性荷爾蒙的分泌無關，即使全部摘除也不會出現更年期症狀。

④子宮次全切除手術

留下子宮頸部，摘除子宮體部的手術。雖然手術時間可以縮短，卻留下子宮頸癌的風險。

⑤子宮肌瘤切除術

只摘除子宮肌瘤，保存子宮本身的手術。要依照肌瘤形成的位置、個數和尺寸選擇手術方式。

⑥保存手術

無須剖腹，對身體負擔很輕的治療法。可分為要住院3～5天的子宮動脈栓塞術、幾小時就能做完的聚焦超音波治療，以及要花2天1夜，適用於日本健保的微波子宮內膜切除術這3種。

⑦子宮動脈栓塞術

從運行在大腿根部的動脈插入細管，讓堵塞動脈的子宮肌瘤縮小的方法。這種方法不在日本健康保險的適用範圍內。

⑧聚焦超音波治療

從外部照射高頻率的超音波，燒灼子宮肌瘤的方法。巨大的肌瘤或3個以上的肌瘤在治療對象之外。這種方法不在日本健康保險的適用範圍內。

⑨微波子宮內膜切除術

這種方法會用於治療肌瘤等原因造成的月經過多。要先插入器具，再照射微波，讓子宮內膜壞死。適用於日本的健康保險。

⑩藥物療法

可分為藉由藥物治療，縮小肌瘤的偽停經療法，以及減輕月經過多和經痛等症狀的對症療法。

⑪對症療法

這種治療不是作用於肌瘤之上，而是緩和貧血或疼痛的症狀。月經過多造成的貧血，也會輔以鐵劑或注射加以治療。

⑫偽停經療法

藉由內服藥讓人處於人工停經狀態的方法。因為月經停止，所以肌瘤會縮小，但有時也會出現更年期症狀。

子宮肌瘤 3

停經前後的子宮肌瘤：諸位前輩的小故事

據說停經之後肌瘤就會縮小，症狀卻很難受！

雖然別人建議將子宮全部摘除，但我怕動手術。

肌瘤沒有症狀卻變得巨大……。

讓人煩惱不完的肌瘤治療，諸位前輩做了什麼樣的選擇呢？

Episode_01

我正在用藥物療法縮小肌瘤！

（F.K女士／53歲）

53歲時發現子宮有幾顆小肌瘤。雖然希望做聚焦超音波治療，不切就可以縮小，但尺寸大的就不適用於健保。正當我猶豫不決，擔心經血量很多是否能撐到停經，醫師就提議做加回療法。聽說這好像是藉由藥物治療，讓女性荷爾蒙暫時減少，止住月經，再慢慢補充荷爾蒙。雖然才剛開始施做，但只要想到之後肌瘤會縮小，就很期待將來的情況。而且也沒有出現更年期症狀。

Episode_02

我在肌瘤分娩的緊急狀況當中，果斷將子宮全部摘除

（A.K女士／56歲）

我40幾歲時因為子宮肌瘤動過一次剖腹手術，55歲又長了新的。雖然擔心貧血和經血很多，以前的手術卻很折騰人，已經不想再做了。有一天早上，我的身體突然出現劇烈的疼痛和驚人的大出血！前往急救門診之後，肌瘤就從陰道蹦出來，也就是肌瘤分娩。雖然做了緊急手術，不過反正都要挨刀，就決定不光是肌瘤，整個子宮都拿掉比較好。全部摘除後貧血也沒了，整個人舒坦得讓人難以置信！

Episode_03

我在第二次手術時
將子宮全部摘除。
整個人變得舒服多了！

（K.K女士／51歲）

5年前摘除20幾個肌瘤，結果數量又增加了，症狀也很難受，卻沒有停經的跡象。後來聽醫生說，「子宮不會分泌荷爾蒙，就算在這個年紀拿掉也不會改變」，就果斷決定全部摘除。原本還以為拿掉子宮之後就會出現更年期症狀。然後我就做了腹腔鏡全切除手術，現在的心情就只有這句話：「還好有做過手術！」

Episode_04

跑到第4家婦科，終於
獲得可以接受的治療

（Y.I女士／47歲）

子宮肌瘤和子宮腺肌症同時發作。跑了3家婦科，對方都說「只能做剖腹手術」，但我既害怕剖腹，對於切除整個子宮也很不安。後來我不死心去了大醫院，發現可以藉由腹腔鏡手術單獨取出肌瘤。醫師給我完全不同的意見，讓人充滿驚喜，堅持跑4家醫院是值得的。肌瘤沒了感覺真暢快。現在正在克服更年期的問題中。

Episode_05

期待新藥，
等待停經

（W.T女士／54歲）

我在54歲時發現子宮肌瘤頻頻滋生，到處都長了很多。經痛也很強烈，經血量也變多，讓我非常煩惱，但我預估不久之後就會停經，於是就決定不做手術。後來在網路上得知有新藥可以緩和子宮肌瘤的症狀，就去診所請醫生開立這道處方。

Episode_06

想要持續做
荷爾蒙補充療法，
所以選擇子宮摘除手術

（M.S女士／58歲）

停經後接受荷爾蒙補充療法，結果身懷多年的子宮肌瘤就長得有點大，達到10公分尺寸。雖然還想繼續做荷爾蒙補充療法，但也希望能避免肌瘤變大……猶豫到最後，就把子宮全部切除了。這下就可以放心繼續做荷爾蒙補充療法。子宮癌的風險也消失不見，心情真是暢快。

容易罹患的疾病 子宮體癌 1

停經前後是容易罹患的高峰！正在急速增加的癌症

別名「子宮內膜癌」。要小心不正常出血！

50～60幾歲的女性罹患子宮體癌的人數正在激增（參照P204）。由於在子宮內側的子宮內膜形成，所以還有個別名叫做「子宮內膜癌」。沒有生產經驗、肥胖、內膜增生症及無排卵性月經的人是高危險群。還會連帶造成糖尿病或脂質異常症，認為自己符合的人要小心。

自覺症狀幾乎都是不正常出血。假如在更年期時出現不正常出血，就要馬上到婦科做超音波檢查。一旦惡化，還會出現排尿疼痛、排尿困難、性交時的疼痛等症狀。更年期一代最好定期接受篩檢。

在子宮體部內側形成的「子宮體癌」

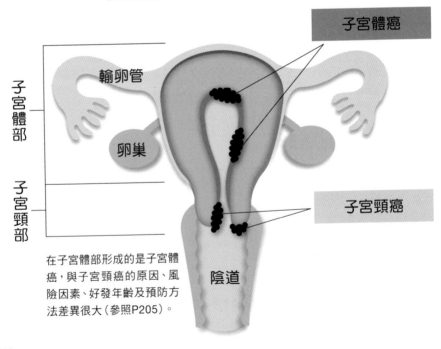

子宮體部

子宮頸部

子宮體癌

輸卵管

卵巢

子宮頸癌

陰道

在子宮體部形成的是子宮體癌，與子宮頸癌的原因、風險因素、好發年齡及預防方法差異很大（參照P205）。

子宮體癌分為「I型」和「II型」

「I型」的腫瘤屬於雌激素依賴型，好發於年輕時到停經前後，占了子宮體癌種類的8～9成。未婚、未孕、月經週期異常、多囊性卵巢症候群及排卵障礙等要素是危險因子。反觀「II型」體癌的發生則與雌激素無關，主要發作的背後原因是停經後高齡人士萎縮的內膜。等到察覺不正常出血，經過診察發現體癌時，多半早已深入滲透到子宮肌層，與I型相比預後也不是很好，需要特別小心。

子宮體癌的病期分類

I期	癌細胞止於子宮體部。沒有症狀，會有不正常出血或茶褐色的白帶。 通常做手術時不只要摘除子宮，也會摘除卵巢和輸卵管。		
	IA期	癌細胞滲透到未滿1/2的子宮肌層。	
	IB期	癌細胞滲透到1/2以上的子宮肌層。	
II期	癌細胞越過子宮體部，波及到子宮頸部。 可以看到散發異味的粉紅色或茶褐色白帶。要藉由手術摘除子宮、卵巢、輸卵管和淋巴結，之後還要做放射線治療或抗癌劑治療。		
III期	癌細胞擴散到子宮外，卻還沒擴散到骨盆之外。又或者會轉移到骨盆內的淋巴結或大動脈周圍的淋巴結。伴隨異味的白帶增加，還會引發下腹部疼痛。與II期一樣要藉由手術摘除子宮、卵巢、輸卵管和淋巴結，之後還要做放射線治療或抗癌劑治療。		
	IIIA期	擴散到子宮漿膜、骨盆的腹膜、卵巢或輸卵管。	
	IIIB期	擴散到陰道或子宮周圍的組織。	
	IIIC期	轉移到骨盆的淋巴結或大動脈周圍的淋巴結。	
		IIIC1期	轉移到骨盆的淋巴結。
		IIIC2期	無論有沒有往骨盆的淋巴結轉移，都會轉移到大動脈周圍的淋巴結。
IV期	癌細胞越過骨盆擴散到別的部位，或是擴散到腸部或膀胱的黏膜，遠端轉移。治療很困難，還有些案例是要進行抗癌劑治療、放射線療法和手術。		
	IVA期	擴散到腸部的黏膜或膀胱。	
	IVB期	遠端轉移（包含往腹腔內或鼠蹊部的淋巴結轉移）。	

※以前子宮體癌的病期是將「子宮內膜異型增殖症」標示為0期，近年來則劃分到與癌症不同的分類。

10

容易罹患的疾病

容易罹患的疾病 子宮體癌 2
看起來很像卻不同！與子宮頸癌的差異是什麼？

要小心這兩種癌症，別漏掉不正常出血

　　子宮癌有兩種，在體部形成的是子宮體癌，在入口頸部形成的是子宮頸癌。或許年輕女性常聽到的多半是「子宮頸癌」。這兩種癌症不只是形成的位置不同，其他差異也很大。子宮頸癌以30～40幾歲為高峰期，子宮體癌則如前面所言，以50幾歲居多。再者，頸癌的主要原因在於感染人類乳突病毒（HPV），體癌的原因則在於女性荷爾蒙紊亂，所以更年期無論是誰得了病都不奇怪。果然篩檢才是最好的預防措施。

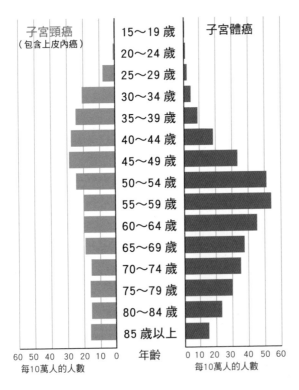

年齡別‧子宮癌的罹患率

目前已知子宮體癌以停經前後為高峰。爾後罹患此病的女性也很多。頸癌給人的印象是以年輕世代居多，但近年已知高峰為40幾歲，年齡層跨度廣泛，甚至及於高齡人士。

出自國立研究開發法人　國立癌症研究中心　癌症對策資訊中心（2015年全日本推算值）

徹底比較！子宮體癌和子宮頸癌

	子宮體癌	子宮頸癌
癌症形成的位置	子宮體部（子宮內膜）	子宮頸部（子宮入口）
容易形成的年齡層和高峰期	50～60幾歲／高峰期為50幾歲	20～40幾歲／高峰期為30～40幾歲
主要原因	女性荷爾蒙紊亂	感染致癌性的人類乳突病毒
風險高的人	停經前後、停經延遲、月經不順（無排卵性月經）、接受只用雌激素劑的荷爾蒙補充療法、沒有妊娠生產的經驗、擁有肥胖、高血壓、糖尿病等病史、擁有乳癌、大腸癌的家族病史、為了不孕症治療而使用排卵誘發劑	初次性交年齡低、性交對象多、吸煙、沒有施打疫苗、沒有接受篩檢
症狀	早期為不正常出血。排尿困難、排尿疼痛、性交疼痛、下腹部疼痛或腰痛等	幾乎沒有
預防法	使用低劑量避孕藥或黃體荷爾蒙劑清理內膜	施打人類乳突病毒疫苗（2價、4價、9價）。定期篩檢也不可少。
早期發現和檢查的方法	出現不正常出血時就要接受診斷。40歲以後要每年篩檢1次，進行超音波檢查＋內膜的細胞診斷	從20歲前後就要每2年接受1次癌症篩檢，進行內診、細胞診（從陰道到子宮頸步距離很近，要用肉眼採取細胞）和人類乳突病毒併用檢查
治療法	基本上是手術療法。之後會進行放射線治療、化學療法等	基本上是手術療法。假如惡化，就要進行放射線治療、化學療法等

- MEMO - - -

子宮體癌的治療法是什麼？

治療子宮體癌就和治療其他癌症一樣，是以手術、放射線治療和抗癌劑的化學療法為中心，但也會進行荷爾蒙療法。

即使在早期發現時，也會摘除整個子宮，連卵巢和輸卵管也一併切除。假如病勢變本加厲，也會切除大動脈周圍的淋巴結。要是擴散到子宮外，則要選擇化學療法作為全身的治療。假如醫師認為復發的風險很高，還會加上荷爾蒙療法作為輔助的治療。

「子宮內膜異位症」與
「子宮腺肌症」

女性的三大良性疾病
正確了解子宮肌瘤、子宮內膜異位症及子宮腺肌症

　　子宮內膜異位症這種疾病以20幾歲到停經前的女性居多。子宮內膜是在子宮以外的地方形成的疾病，與月經一併出血，所以經痛會很嚴重，伴隨腹痛。子宮腺肌症也是內膜異位症的一種，形成的位置卻不同。子宮疾病的名稱容易混淆，要事先彙整清楚。

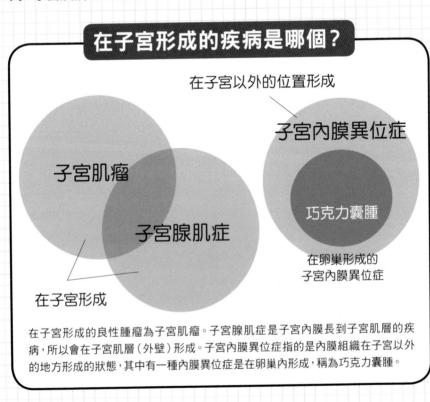

在子宮形成的疾病是哪個？

在子宮以外的位置形成

子宮內膜異位症

子宮肌瘤

子宮腺肌症

巧克力囊腫

在卵巢形成的
子宮內膜異位症

在子宮形成

在子宮形成的良性腫瘤為子宮肌瘤。子宮腺肌症是子宮內膜長到子宮肌層的疾病，所以會在子宮肌層（外壁）形成。子宮內膜異位症指的是內膜組織在子宮以外的地方形成的狀態，其中有一種內膜異位症是在卵巢內形成，稱為巧克力囊腫。

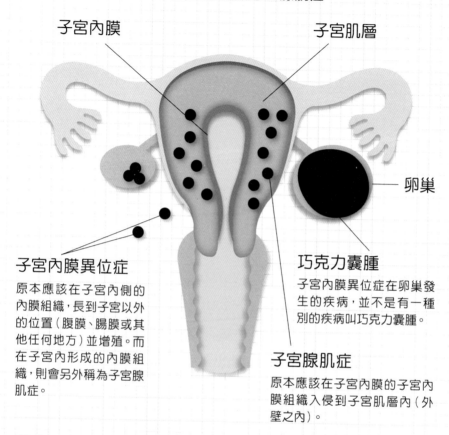

子宮內膜異位症和子宮腺肌症

子宮內膜

子宮肌層

卵巢

子宮內膜異位症

原本應該在子宮內側的內膜組織，長到子宮以外的位置（腹膜、腸膜或其他任何地方）並增殖。而在子宮內形成的內膜組織，則會另外稱為子宮腺肌症。

巧克力囊腫

子宮內膜異位症在卵巢發生的疾病，並不是有一種別的疾病叫巧克力囊腫。

子宮腺肌症

原本應該在子宮內膜的子宮內膜組織入侵到子宮肌層內（外壁之內）。

子宮內膜異位症和子宮腺肌症
會歸類為不同的疾病！

　　子宮腺肌症只是形成位置和內膜異位症不同，所以以前會視為相同的疾病。在子宮形成的內膜異位症也好，在子宮以外形成的內膜異位症也好，當時都是以同樣的病名稱呼。但是，在子宮當中形成的內膜異位症，以及在卵巢、腹膜或其他子宮以外的位置形成的內膜異位症，地點和症狀都不同。由於用同樣的名稱不方便，所以後來就將子宮外的稱為子宮內膜異位症，子宮當中的則稱為子宮腺肌症。

卵巢癌

完全沒有早期症狀的癌症。要重新評估風險！

　　卵巢腫瘤當中的惡性腫瘤會特別稱之為卵巢癌，容易罹患的時間也是在停經前後。卵巢原本很小，即使腫脹也不會出現症狀，惡化之前都察覺不到，號稱為「沉默的器官」。往往在惡化之後，轉移或累積腹水才注意到不妙。發現時有半數以上為Ⅲ期或Ⅳ期。要發現卵巢的腫瘤，就需要從陰道進行超音波、電腦斷層掃描（CT）、磁振造影或其他影像檢查。假如連同子宮癌篩檢一起透過婦科超音波診斷，就可以比單純為了卵巢接受篩檢更能檢測腫瘤或異常。最要緊的是早期發現！

卵巢癌的風險因素

- 50幾歲・60幾歲
- 沒有妊娠生產的經驗
- 月經不順
- 肥胖
- 近親當中有人罹患卵巢癌
- 使用排卵誘發劑

---MEMO---

「卵巢囊腫」是什麼？

卵巢腫瘤是在卵巢當中形成的塊狀物，其中的「卵巢囊腫」指的是病變下蓄積液體的袋狀物，絕大多數屬於良性囊腫。

「卵巢囊腫」容易形成的年齡以20～40幾歲為主，比停經前後惡性腫瘤（卵巢癌）居多的年齡層年輕。

雖然說是良性，但在停經後也有癌化的風險，要是發現卵巢腫瘤，就不能疏於追蹤觀察。

卵巢癌的病期與治療法

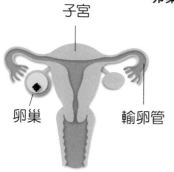

子宮

卵巢　　　　　輸卵管

Ｉ 期

這個階段的癌細胞只停留在卵巢內。幾乎沒有自覺症狀，卻覺得腹部一帶鼓脹。要藉由手術摘除子宮、卵巢、輸卵管或淋巴結等部位。

ＩＩ 期

這個階段的癌細胞會擴散到子宮、輸卵管、直腸、膀胱等腹膜地帶（停留在骨盆內）。下腹部往往會呈現鼓脹，但也有察覺不到的例子。要藉由手術摘除子宮、卵巢、輸卵管、淋巴結、骨盆腹膜等。

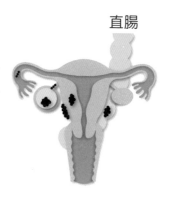

直腸

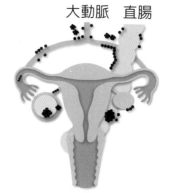

大動脈　直腸

ＩＩＩ 期

癌細胞轉移到淋巴結，越過骨盆內部，轉移到上腹部的腹膜、大腸、小腸等位置。下腹部的疙瘩或腹水會讓人覺得腹部膨脹，還會出現倦怠感、食慾不振或其他全身症狀。要盡可能在手術之後進行抗癌劑治療。

ＩＶ 期

癌細胞順著血流或淋巴，轉移到肺部、肝臟或其他較遠的器官。雖然某些情況可以藉由手術治療，但在選擇上則是以抗癌劑治療或放射線治療為主。

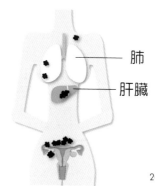

肺

肝臟

容易罹患的疾病 乳癌 1

切身的疾病早就不允許事不關己

女性癌症第1名，然而用不著過度恐慌

日本每年有9萬人罹患乳癌，最後甚至號稱「每10人當中就有1人罹患」。40幾歲以後的增加率會不斷上升。這種疾病惡化得沒那麼快，一般來說預後良好，只要早期發現並適當治療即可痊癒。有時藉由篩檢也能輕易發現乳癌。乳房攝影術的影像能以公釐為單位，拍攝到腫塊或微細鈣化，可見篩檢比什麼都重要。提高乳癌風險的原因也逐漸查明，要懷有預防意識，不要輸給乳癌！

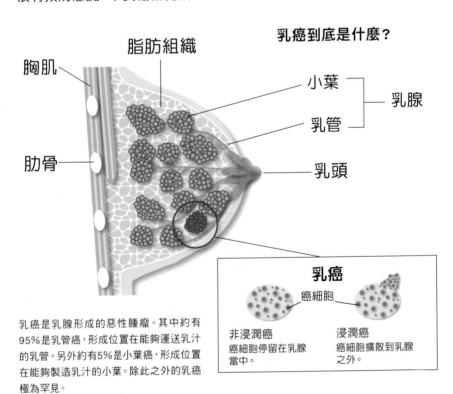

乳癌到底是什麼？

胸肌

脂肪組織

肋骨

小葉　　　　乳腺

乳管

乳頭

乳癌

癌細胞

非浸潤癌
癌細胞停留在乳腺
當中。

浸潤癌
癌細胞擴散到乳腺
之外。

乳癌是乳腺形成的惡性腫瘤。其中約有95%是乳管癌，形成位置在能夠運送乳汁的乳管。另外約有5%是小葉癌，形成位置在能夠製造乳汁的小葉。除此之外的乳癌極為罕見。

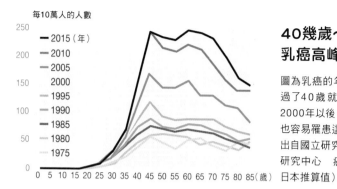

每10萬人的人數

- 2015（年）
- 2010
- 2005
- 2000
- 1995
- 1990
- 1985
- 1980
- 1975

0 5 10 15 20 25 30 35 40 45 50 55 60 65 70 75 80 85（歲）

40幾歲～70幾歲的乳癌高峰期

圖為乳癌的年齡層別罹患率演變，過了40歲就突然激增！目前已知2000年以後，70歲以後的高齡人士也容易罹患這種疾病。

出自國立研究開發法人　國立癌症研究中心　癌症對策資訊中心（全日本推算值）

已經了解到這種程度！乳癌與風險

初經・停經	初經年齡早／停經年齡晚，風險就有可能提高。
生產	沒有生產經驗／初產年齡晚／沒有授乳經驗，風險肯定會提高。
體格	幾乎可以肯定身高較高的風險較高。
遺傳	有血緣的一等親（自己的父母或子女）當中罹患乳癌者，風險肯定會提高。
乳腺	罹患過乳腺症或其他良性乳腺疾病，藉由乳房攝影術發現緻密性乳房者，風險肯定會提高。
雌激素劑	假如使用口服避孕藥，或是停經後因為做荷爾蒙補充療法而併用雌激素和黃體荷爾蒙，風險就會稍微提高，但若只是補充雌激素劑，風險就不高。
肥胖	停經前／風險有可能提高。 停經後／幾乎可以肯定風險會提高。
酒精	幾乎可以肯定風險會提高。
大豆食品	風險有可能降低。
異黃酮	不明。
營養劑	風險不會降低。
奶製品	風險有可能降低，但關於牛奶的機轉不明。換句話說，就是不知道要攝取什麼樣的奶製品、攝取到什麼程度，以及攝取後風險會怎麼變化。
吸煙	幾乎可以肯定風險會提高。
吸二手煙	風險有可能提高。
運動	停經前／不明　停經後／幾乎可以肯定風險會降低。
壓力	不明。
性格	無關。
糖尿病	幾乎可以肯定風險會提高（1.2～1.3倍）。

參考：國立癌症研究中心　癌症資訊服務／日本乳癌學會《寫給患者的乳癌診療準則2019年版》

10

容易罹患的疾病

容易罹患的疾病 乳癌 ②
只要早期發現，治癒的機率就非常高！

為了早期發現，每年必須篩檢1次

　　國立癌症研究中心最近發表的消息指出，女性乳癌的生存率相當高，罹患者整體來說5年的生存率為92.2%，病期Ⅰ則幾乎為100%。統計資料顯示10年的生存率也將近100%，不限病期Ⅰ。只要早期發現，幾乎所有人都治得好。目前藉由乳癌篩檢發現的患者有7成是Ⅰ期的早期癌症，從這個現狀來看，也必須每年做1次乳房攝影術和超音波篩檢（參照P242）。另外乳癌也容易遺傳，別忘了核對親戚當中是否有罹患過的人。

乳癌的病期分類

Tis		非浸潤癌：停留在乳腺內的超早期癌。要施行手術，不會施行放射線療法或化學療法。
0期		非浸潤癌：停留在乳腺內的早期癌。要施行手術，不會施行放射線療法或化學療法。
Ⅰ期		疙瘩的大小在2公分以下，沒有往腋下的淋巴結轉移。通常會施行手術，加上放射線療法或化學療法。
Ⅱ期	ⅡA期	疙瘩的大小在2公分以下，往腋下的淋巴結轉移。或是疙瘩在2.1公分～5公分以下，沒有往腋下的淋巴結轉移。要施行手術、放射線療法和化學療法。
	ⅡB期	疙瘩的大小在2～5公分，往腋下的淋巴結轉移。或是疙瘩在5公分以上，沒有往腋下的淋巴結轉移。要施行手術、放射線療法和化學療法。
Ⅲ期	ⅢA期	疙瘩的大小在5公分以下，轉移到腋下的淋巴結，使得淋巴結沾黏或固定在周圍的組織上。或者就算沒有轉移到腋下的淋巴結，胸骨內側的淋巴結也會腫脹。又或者疙瘩在5公分以上，往腋下或胸部內側的淋巴結轉移。要施行藥物療法和放射線療法，手術要依照情況施行。
	ⅢB期	無論疙瘩的大小或是否轉移到腋下的淋巴結，疙瘩要不是固定在胸壁上，就是滲透到皮膚裡形成潰瘍。要施行藥物療法和放射線療法，手術要依照情況施行。
	ⅢC期	無論疙瘩的大小，總之就是轉移到腋下和胸骨內側的淋巴結，或是轉移到鎖骨上下的肌肉。要施行藥物療法和放射線療法，手術要依照情況施行。
Ⅳ期		無論疙瘩的大小或淋巴結的狀態如何，總之就是轉移到其他器官。乳癌容易轉移的器官有骨骼、肺部、肝臟和大腦等。治療是以藥物療法和放射線療法為中心。

希望大家養成習慣做自我檢測

乳癌會在接近身體表面的地方形成，是少許可以自行察覺的癌症。乳癌有60%以上能夠藉由自我篩檢發現。我們要知道哪些地方容易形成癌細胞，養成精準檢測的習慣！

容易形成乳癌的位置

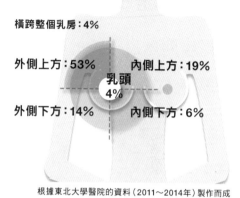

橫跨整個乳房：4%

外側上方：53%　　　內側上方：19%

乳頭 4%

外側下方：14%　　　內側下方：6%

根據東北大學醫院的資料（2011～2014年）製作而成

入浴時的例行公事

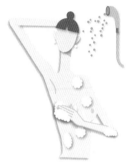

我們要養成習慣，入浴前照鏡子檢視外表，入浴時將沐浴乳搓到起泡，弄滑身體再觸摸檢查。觸摸檢查時要依照右圖①②③的要訣去做。

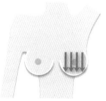

① 從內而外再從外而內呈放射徹底檢查。

仰臥在床上做

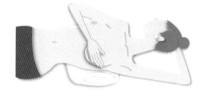

② 就像拉出平行線一樣縱向徹底檢查。

仰臥檢查的重點

● 背後要用靠墊等物墊高，以便能夠深入觸摸。
● 抬起觸摸用的手臂，盡量伸展胸部。
● 4根手指併攏，用指腹滑動觸摸。
● 檢查有沒有疙瘩、腫脹和凹陷。
● 輕捏乳頭，確定沒有分泌物。

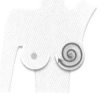

③ 呈漩渦狀徹底檢查。

容易罹患的疾病 甲狀腺疾病 1

或許這份不適其實是甲狀腺荷爾蒙異常？

與更年期息息相關的甲狀腺荷爾蒙

甲狀腺是位在喉結下方不遠處的蝶形器官，所分泌的甲狀腺荷爾蒙主要肩負調整身體代謝的重責大任。一旦甲狀腺荷爾蒙低下，就會出現沒有精神、容易疲勞、發胖、畏寒等不適症狀。反之要是亢進則會焦躁、失眠、多汗等，兩者出現的症狀都與更年期非常相似，所以在置之不理之後才發現是甲狀腺疾病的情況也不少。甲狀腺專科醫院（或內分泌代謝內科）會診治甲狀腺疾病。女性最好是在接受婦科篩檢的同時施行甲狀腺檢查。

甲狀腺荷爾蒙的作用　甲狀腺荷爾蒙會促進體內代謝，幫助成長。與女性荷爾蒙的功能也有類似之處。

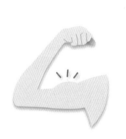

維持和強化肌肉

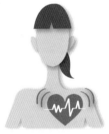

活化心臟的功能

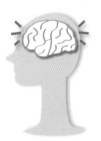

活化思考或反應

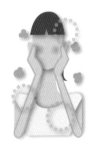

促進新陳代謝
調整體溫

提升脂質代謝
降低膽固醇

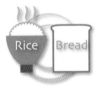

促進醣類代謝

提升骨量強化骨骼

甲狀腺和甲狀腺荷爾蒙疾病的種類形形色色

甲狀腺疾病以女性占壓倒性多數。其中大致可分為甲狀腺荷爾蒙的變化（低下或亢進）而引發的疾病，以及腫瘤在甲狀腺形成的疾病，細分之下種類卻相當繁多。

甲狀腺在哪裡？

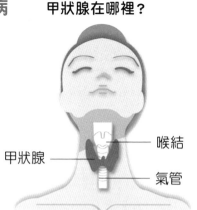

喉結

甲狀腺

氣管

甲狀腺的主要疾病

荷爾蒙過少的 甲狀腺功能低下症	荷爾蒙過多的 甲狀腺毒症	在甲狀腺形成腫瘤的 結節性甲狀腺腫
甲狀腺荷爾蒙不足，功能低下。症狀為代謝變差、發胖、有氣無力、肌膚乾燥、掉頭髮、浮腫、便秘等。	甲狀腺荷爾蒙分泌過量，全身代謝太高的狀態。症狀為多汗、心悸、氣喘、手指發抖等。	甲狀腺形成疙瘩（結節）的疾病。巨大腫脹的狀態則會稱為「瀰漫性甲狀腺腫」，與結節性甲狀腺腫區別。
	主要疾病	
甲狀腺功能低下症、橋本氏症、黏液水腫、手術後甲狀腺功能不足症、施行同位素治療之後，就進入無痛性亞急性甲狀腺炎低下期等。	甲狀腺功能亢進症（巴塞杜氏症）、破壞性甲狀腺炎、亞急性甲狀腺炎、無痛性甲狀腺炎、普侖默氏病（甲狀腺功能性結節）等情形。	良性結節（濾泡腺腫、腺腫樣甲狀腺腫、囊腫）、惡性腫瘤（乳突癌、濾泡癌、髓樣癌、低分化癌、未分化癌、惡性淋巴腫等）。

- - - MEMO - -

昆布吃太多會讓甲狀腺功能低落！

甲狀腺荷爾蒙的材料為海藻類食品所富含的碘。雖然是製造荷爾蒙所需，但若攝取過多，反而會讓甲狀腺功能低下，真令人吃驚。富含碘的昆布類食品吃得太多，有時就會出現症狀，要多加小心！

甲狀腺疾病 2

症狀與更年期不適沒有區別？

橋本氏症和巴塞杜氏症，更年期是前者居多

　　甲狀腺疾病中最多的就是荷爾蒙會減少的「橋本氏症」。男女比為1比20，以女性居多，中高齡女性甚至每5～10人就有1人罹患。許多人就算具有橋本氏症的抗體，症狀也不會出現，要等到症狀冒出來才會知道是橋本氏症，所以往往在40幾歲以後才會發現。就和荷爾蒙過量的巴塞杜氏症一樣，其特徵就在於與更年期症狀的共通點很多。

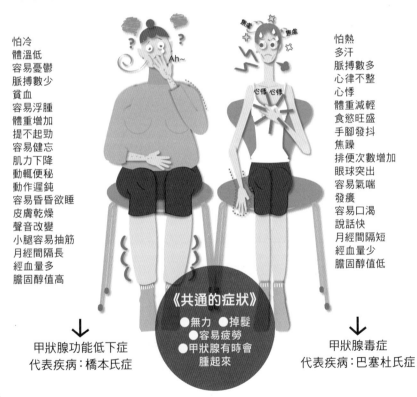

甲狀腺荷爾蒙不足

怕冷
體溫低
容易憂鬱
脈搏數少
貧血
容易浮腫
體重增加
提不起勁
容易健忘
肌力下降
動輒便秘
動作遲鈍
容易昏昏欲睡
皮膚乾燥
聲音改變
小腿容易抽筋
月經間隔長
經血量多
膽固醇值高

↓

甲狀腺功能低下症
代表疾病：橋本氏症

甲狀腺荷爾蒙過量

怕熱
多汗
脈搏數多
心律不整
心悸
體重減輕
食慾旺盛
手腳發抖
焦躁
排便次數增加
眼球突出
容易氣喘
發癢
容易口渴
說話快
月經間隔短
經血量少
膽固醇值低

↓

甲狀腺毒症
代表疾病：巴塞杜氏症

《共通的症狀》
●無力　●掉髮
●容易疲勞
●甲狀腺有時會腫起來

甲狀腺荷爾蒙要藉由
血液檢查測知

判斷甲狀腺功能是否異常的方法是血液檢查，要檢測血液中實際的荷爾蒙量（游離型三碘甲狀腺素〔FT3〕、游離型四碘甲狀腺素〔FT4〕），以及從大腦下垂體分泌的促甲狀腺荷爾蒙（TSH）。游離型三碘甲狀腺素是由游離型四碘甲狀腺素製造而成，所以有些醫療機構在篩檢荷爾蒙量時，就只會檢測游離型四碘甲狀腺素。就如女性荷爾蒙的指揮塔是濾泡刺激荷爾蒙一樣，甲狀腺荷爾蒙也有大腦指揮塔。一旦出現異常，指揮塔促甲狀腺荷爾蒙的數值就會提高。

甲狀腺荷爾蒙的檢查

檢查項目	基準值
FT3：甲狀腺荷爾蒙 （游離型三碘甲狀腺素）	2.3～4.0pg/ml
FT4：甲狀腺荷爾蒙 （游離型四碘甲狀腺素）	0.9～1.7ng/dl
TSH：促甲狀腺荷爾蒙	0.5～5.0μIU/ml

※一般的健康檢查有可能不會驗游離型三碘甲狀腺素。
※基準值依醫療機構（檢查機構）而異。

橋本氏症或巴塞杜氏症要藉由自體免疫抗體檢查測知

血液檢查出現異常時，就要施行超音波之類的影像檢查，同時檢查甲狀腺的自體抗體。一旦形成攻擊自體的抗體，就會演變成橋本氏症或巴塞杜氏症。檢測對象主要是右表的3種抗體。不過，就算藉由超音波看出橋本氏症，也有許多沒抗體的人，或是雖有抗體，甲狀腺功能也正常，診斷相當困難。

檢測橋本氏症和巴塞杜氏症「甲狀腺自體抗體」

甲狀腺球蛋白抗體（TgAb）
碰上橋本氏症就會變成陽性的自體抗體。遇到巴塞杜氏症也會變成陽性。
抗甲狀腺過氧化酶抗體（TPOAb）
與上一個一樣，是診斷橋本氏症的依據。遇到巴塞杜氏症也會變成陽性。
抗促甲狀腺荷爾蒙受體抗體（TRAb）
遇到位在甲狀腺細胞膜的促甲狀腺荷爾蒙受體就會製造出來的自體抗體，是巴塞杜氏症的致病物質。

——— 關於甲狀腺疾病的治療 ———

假如診斷出因甲狀腺功能的異常而需要治療時，多半會施行藥物治療。補充荷爾蒙的甲狀腺荷爾蒙藥和抑制亢進的抗甲狀腺藥比較便宜，只要持續正確服用，症狀就會穩定。用在巴塞杜氏症的藥物出現嚴重副作用時，就要施行放射碘治療，或是動手術將甲狀腺全部切除。

容易罹患的疾病 梅尼爾氏症

要小心暈眩和耳朵異常同時發生

更年期的不適有時隱而不彰
最好要接受婦科和耳鼻喉科兩科的治療

梅尼爾氏症在更年期以後也會明顯增加。有些擁有這種體質的人從年輕時就會出現症狀，但在停經前後，自己虛弱的部分容易浮現出來，因為睡眠不足、壓力、過勞或其他問題而發病的人似乎很多。還有統計資料指出，性格一絲不苟的人容易罹患這種疾病。

梅尼爾氏症的特徵是激烈的旋轉性暈眩。多半伴隨重聽、耳鳴、耳閉感（耳朵塞住的感覺）。原因和位在內耳當中的淋巴液增加太多有關。官方認定為疑難雜症的疾病要診斷也很難，我們要接受專科醫師的診察。

梅尼爾氏症的特徵

主要症狀	激烈的旋轉性暈眩（也有些情況是漂浮性暈眩）。伴隨重聽、耳鳴、耳閉感（早期症狀多半只發生在耳朵）。
暈眩持續的時間	從10分鐘到幾小時。
暈眩發作的頻率	反覆多次。每星期幾次～每年幾次（個別差異很大）。
原因	內淋巴液累積過量，充滿內耳的「內耳淋巴水腫」。
發作原因	過勞、壓力、睡眠不足。
容易罹患的性別和年齡層	40～50幾歲女性，高齡者不多。
治療	一般來說會藉由服用利尿劑之類的藥物來治療，但有時也會動手術。
預防／治療後的注意事項	避免過勞或睡眠不足，培養不會累積壓力的生活習慣。避免多鹽飲食。推薦做有氧運動。

容易罹患的疾病 變形性關節炎

要在疼痛變得嚴重之前，前往了解狀況的醫療機構

變形性膝關節炎和髖關節炎
要以適當的運動療法解決，不能放著疼痛不管

　　肌肉、肌腱和關節周圍要藉由女性荷爾蒙保持柔軟。減少期間有些人的髖關節或膝關節會頻頻出現疼痛或發炎。變形性關節炎會讓軟骨磨損，要是置之不理就會惡化，將來就要接受人工關節置換手術。要藉由物理治療或其他適當的方法持續運動，以期在減輕疼痛之餘練出支撐關節的肌肉。

| 正常的膝關節 | 變形性膝關節炎 |

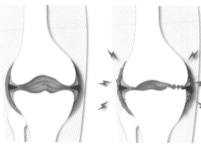

體重突然增加的人、運動不足的人、年輕時曾經在運動中過度操練膝蓋的人，這類的人就容易罹患變形性膝關節炎。要預防這種疾病，就必須避免肥胖，適度運動，以及不要施加負荷。

變形性髖關節炎的原因多半是「髖臼發育不全」，也就是骨骼的形狀本就容易變形。但也有人是在做韻律體操或跳芭蕾舞時，過度操練髖關節而發病。預防方法就和膝關節一樣，要避免體重增加或手持重物。

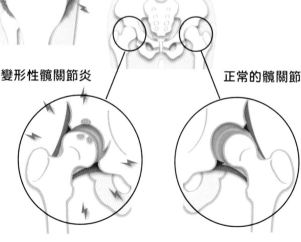

變形性髖關節炎　　　　　　　　　正常的髖關節

脂質異常症

還會造成動脈硬化或更為重大的疾病……

就因為沒有自覺症狀，才要檢查動脈硬化

　　隨著女性荷爾蒙的減少，膽固醇值就會提高，這是理所當然的變化。儘管如此，但若壞膽固醇或中性脂肪在基準值之上，有時醫師就會診斷為「脂質異常症」（關於膽固醇值的性別差異可參照P64）。遺傳性高膽固醇血症、暴食、運動不足、肥胖、吸煙、酒精飲用過量之類的生活習慣當然要改，不過關鍵還在於檢驗動脈硬化是否正在加重。

不容小覷的脂質異常症

單純的脂質異常症不會顯露出症狀，問題在於接下來動脈硬化會悄悄地加重，引發重大的疾病。簡單來說，動脈硬化就是血管的老化。動脈血管會慢慢硬化或形成血栓，有一天就突然爆發心肌梗塞、腦中風或其他危及性命的疾病！

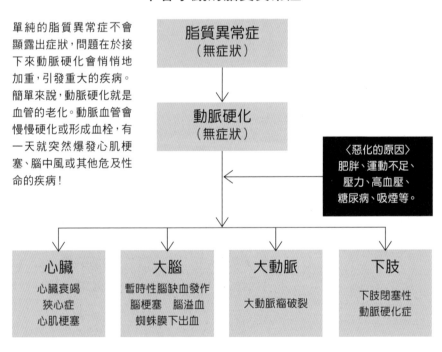

脂質異常症
（無症狀）

↓

動脈硬化
（無症狀）

〈惡化的原因〉
肥胖、運動不足、
壓力、高血壓、
糖尿病、吸煙等。

心臟	大腦	大動脈	下肢
心臟衰竭 狹心症 心肌梗塞	暫時性腦缺血發作 腦梗塞　腦溢血 蜘蛛膜下出血	大動脈瘤破裂	下肢閉塞性 動脈硬化症

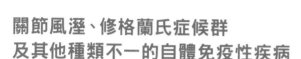

容易罹患的疾病 **膠原病**
受女性荷爾蒙影響，性別差異大的疾病

關節風溼、修格蘭氏症候群
及其他種類不一的自體免疫性疾病

「膠原病」指的並不是單一疾病，而是包含免疫反應發生異常的「自體免疫性疾病」在內，慢性發炎出現在血管、皮膚、關節等部位的疾病總稱。據說罹患者8成以上是女性，而特別好發在更年期女性身上的，則是關節腫脹疼痛的關節風溼、以及眼睛或口腔乾澀的修格蘭氏症候群等。發病的原因尚未查明，合理的假設是身懷某些遺傳性的體質，環境要素成為觸發點，以至於免疫反應產生異常。當然，從性別差異很大來看，也可以想見是受到女性荷爾蒙的減少所影響。治療法依疾病的種類而異，不過幾乎都是以藥物治療。

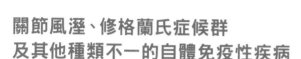

容易在更年期發作的主要膠原病

病名	男女比	症狀高峰期	症狀
關節風溼	1比4.5	30～50幾歲	手指、手肘、肩關節、膝關節、腳關節、腳趾或其他發生在關節周圍的滑膜發炎。多半是以左右對稱的方式出現腫脹或發熱，並伴隨疼痛。
修格蘭氏症候群	1比14	產後與50幾歲	分泌眼淚或唾液等物的組織發生慢性發炎，使得分泌降低。還會與其他膠原病合併，變成繼發性疾病。
全身性硬皮症	1比12	30～50幾歲	這種結締組織疾病的主要症狀為皮膚硬化，還會發生內臟硬化或血液循環障礙。有時皮膚硬化會遍及到大範圍，有時則只限於四肢末梢。
皮肌炎	1比3	50幾歲	因為肌肉發炎而難以施力、容易疲勞或疼痛的疾病。假如出現鮮明的皮膚症狀時就會稱為皮肌炎。

Chiaki's case

[竟然得了慢性病！]

> **肝臟的數值讓人一喜一憂！**
> **痛改前非邁向愛護肝臟的生活。**
> **停經後的大病才可怕！**

　　從以前到現在，対馬醫生和我就像念經一樣宣導，「女性荷爾蒙這位守護神不在之後，就容易接連罹患疾病」。過了60歲，自己現在正親身體驗這項道理。雖然覺得難以置信，但我竟然是正宗的**糖尿病預備軍**，而且還發現**肝功能也降低**了。

　　有人認為新陳代謝症候群之類的慢性病以男性居多嗎？
我們女性也會以停經為分界冒出毛病來。血壓和中性脂肪的數值會提高，還容易罹患糖尿病。肝功能也會下滑，肝功能異常的數值會逐漸上升。

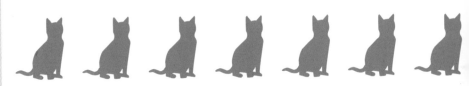

我從2016年起就年年接受**大學醫院的住院體檢**。所以每年做血液檢查時，一定都會在肝功能γ-GTP（表示肝臟損傷的數值）的項目上蓋章。這個項目就**如各位所知，只要是個酒鬼**，試劑對於攝取的酒精有所反應，數值也會上升。朋友還說什麼「千明女士是被酒拖累了。喝酒的人個個都很高，沒問題的」。然而在2018年，不只是γ-GTP，連ALT和AST也突然遠離正常值，**評估肝功能的這3個項目**都打上要注意的符號。後來我定下心來，仔細觀察這幾年來的數值，發現每個項目都落在正常值，卻在危險邊緣。之前完全沒有發現每年都在慢慢惡化。明明這種事情要萬分小心，卻看走了眼……實在嚇了一大跳。

　　負責住院體檢的醫生認為「沒有必要治療」，但我還是莫名覺得害怕，就把住院體檢的檢查結果拿去找対馬醫生。醫生看了一眼，馬上就寫下肝炎檢查和磁振造影的處方，要我立刻去影像中心拍攝磁振造影。結果**疑似是慢性肝功能障礙**，沒有脂肪肝、惡性腫瘤及膽囊系統的異常，從血液檢查也可知沒有肝炎，讓人鬆了一口氣。即使如此還是很不妙，於是就在心裡決定，一定要治好才行！

　　我以為自己對酒精抵抗力強，但這似乎也是天大的誤會。我的肝臟雖然在停經前設法努力熬了過來，卻已經到了極限。每天充滿壓力，還有段時間喝酒不知節制，不過為了健康和性命著想，就決定**戒酒**。

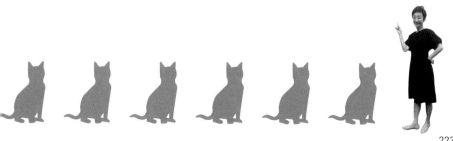

醫師處方是維他命E和一種叫做「URSO」的藥物，從戒酒算起2個月後我再次接受檢查，結果肝功能的3個項目就變成了正常值。老實說，這2個月來實在很恐怖。

　　停經後，身體內部會不知不覺逐漸改變。因為血壓、中性脂肪、**血糖值和甲狀腺荷爾蒙值**也慢慢出現變化，所以自從肝臟那件事以來，我就聽從对馬醫生的建議，到同一家診所內的內科接受診察。內科會藉由血液檢查詳細核驗，就和对馬醫生一樣，是以女性醫療的觀點診斷。只要像這樣以預防的目的前往婦科，就一定會覺得放心。從更年期開始，就要有個家庭醫師幫忙悉心診斷女性的身體，這樣**人生的品質就一定會改變**。

雖然覺得美味的晚餐還是要佐酒飲用，不過現在是滴酒不沾。反正市面上會推出好喝的無酒精啤酒，化學上似乎也證實這足以讓人喝醉！而且我覺得還是得做運動流點汗，否則肝臟和血管就不會確實復甦。發覺到這一點時我就急忙健走和跑步。必須習慣才行！包含骨盆底肌的運動在內，我們該做的事情一大堆。無須瞻前顧後，要養成習慣讓身體自然動起來。

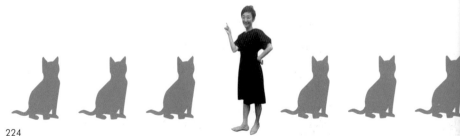

第**11**章

60歲
以後要注意的事

現代女性的外表相當年輕。

不過體內仍然確確實實在老化。

過了更年期,超過60歲以後,

該怎麼面對自己的身心?

關於健康就不用說了,關於生活,關於人生。

正因為兩名作者活到60幾歲,才能暢談這種種的一切。

就在傳達的訊息打動人心的同時,

也會知道從現在起該做的篩檢或檢查!

対馬　女性從過了60歲的時候開始，身體的所有功能就會低落。容易發生重大的問題，甚至危及性命。所以才需要花工夫防止身體的各種功能降低，保護器官的健康。

千明　嗯，我們女人還真辛苦。

対馬　說到底，即使對大腦來說，失智症也不光是大腦功能降低，而是還有器質性的變化。器質性的變化就是沒有恢復原狀，不會恢復到先前狀態的變化。

千明　所有的器官統統都這樣對吧？

対馬　沒錯，我們的身體從年輕時就一直藉由代謝獲得新生，形成漂亮的血管、漂亮的骨骼、漂亮的肌肉、漂亮的肌膚及漂亮的內臟。身體的代謝會隨著年齡而降低，功能會下滑，最後就會因為器官或組織不可逆的異常而出現疾病。

千明　全身上下到處都會出毛病，真該取個響亮的病名才對（笑）。過了60歲之後就已經是個「高齡人士」了。雖然最近因為外表年輕，自己和周圍的人都不覺得老就是了。

対馬　沒錯。雖然不會這樣覺得，但是身體內部確實在老化，單從外表看不出來。既然光靠各種護理措施解決不了問題，檢修保養的工作也就必須比以前做得更好。

千明　我們常說，眼睛也好，牙齒也好，甚至是肌膚護理也好，上了年紀就需要「檢修保養」。每件事都必須一口氣進行，但若要說重要的事情是否真的高效執行，那倒也未必……。總覺得自己老是在意雞毛蒜皮的事情。

対馬　現在日本人的生活被時間追著跑，必須要想想新的方

檢修保養

法運用時間。

千明 一點都沒錯。傳真機才剛出現，就演進成文書處理器，發明電腦。現在要是沒有智慧型手機，就什麼都做不到。這不就是愈方便就愈忙碌嗎？以前還有一點時間可以「等」，現在任誰都等不及，所以愈來愈忙碌。不管看到什麼資料，所記載的護理措施都是這也重要，那也重要，讓自己覺得非做不可，或許再稍微檢討根本原因才重要。

対馬 首先必須要思考什麼才重要。果然重要的還是自己的身體和自己的生活。生活就是在品味和享受生命，只要像這樣定位得當，不就可以撥出時間給要緊事了嗎？無論是觀看沒意義的電子郵件或LINE，或是觀看Twitter或是Facebook之類的社群網站，回覆各種貼文（笑），我們都撥出非常多的時間在這種事上。但是，就算不花時間做這種事，也可以過著充實的生活吧？檢討優先順序也很重要。或許也可以規劃對自己真正重要的生活時間，重要的日子，至少每星期1、2次。

千明 以前我也談過「患者能力」，這裡卻是在說「生活能力」。是重視自己生活，自己人生的力量。假如生活中以

自己為主體，就可以發揮醫師專業，發揮知識效益。不過，要是對五花八門的新資訊和新知識圇圇吞棗，要做的事情就愈來愈多了……。

給40幾歲和50幾歲的讀者，
我現在才發現能夠告訴
各位的事情有很多！

对馬　沒錯。原本想要接連增加新習慣，最後卻沒有一件事持之以恆。最好是以確實養出的習慣為核心，加以重視。到了60歲則要停下來思考一下，我們為了什麼而活？這非常重要。

千明　我做過各式各樣的決定。每星期天不跟人見面，星期四要這樣，星期五要這樣……。光是像那樣做決定，就會覺得非常舒暢。

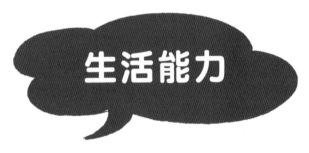

生活能力

对馬　最重要的習慣是先決定「我要這麼做」。篩檢的習慣也是如此，酒要什麼時候喝，要什麼時候運動，關於各式各樣的事情要親自決定。真正的習慣或許要花幾個月，要花幾年，但只要自己先有決定的能力，就會逐漸變成

適合那個人的習慣。

千明 　回顧過往，以前有段時間工作得非常賣命，承擔相當大的壓力。而在與壓力奮戰的期間，酒就喝得很凶。其實我最近發現肝功能的數值正在惡化，纖維化（※就是變硬。發展下去就會肝硬化）也是現在進行式。所以從去年起也一直戒酒。我認為連飲食生活都需要包含在內，心態必須要改變，要試圖消除會對自己造成負擔的障礙物。

対馬 　這簡直就是在做總盤點對吧？

千明 　沒錯，不限於醫療，也不限於飲食。就連營養劑也傾巢而出，無論人生和工作統統都要總盤點。現在知道肝臟不好，但還不是癌症。不過，這時要是沒有悔改，就真的會變成大病，所以我也想改變生活習慣。心靈要放輕鬆，好好吃飯，接下來重要的還是運動。

要記得回顧50幾歲的情況，規劃60幾歲和70幾歲的生活

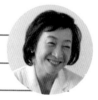

対馬 　妳現在會做什麼運動？

千明 　現在我每星期跑步和健走1次，每次1小時。最近還買了跳繩。相信提供振動的運動會有幫助。

対馬 　果然更年期會發生相當大的變化。我過了40歲時就突然驚覺，以往一直努力工作，什麼時候才打算做適合自己的職業呢？讓工作屬於自己，就從現在做起！所以就

開始從事女性醫療。以往是普通的婦產科醫生，但我想要當個能夠好好全面診治女性的醫生，於是就開始用功學習。但在50歲前後，身體果然變化得很劇烈，還生了病，現在想想，當時身體狀況也變得沒那麼好。而到了60歲，就覺得自己果然老了。不過，從那以後還是可以工作，還是可以享樂，還是有時間可以用。

千明 因為現在是「人生百年的時代」！

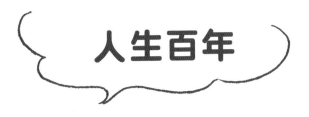

人生百年

对馬 沒錯，這與日本以往的女性醫療有點不同。從前只會從專家的觀點看治療法，不過將來我們就是當事人。身為活生生的女性，人生百年該怎麼活出自我呢？要從這個觀點看女性荷爾蒙，荷爾蒙的變化和補充，以及對自己來說女性荷爾蒙是什麼——性慾特質（sexuality）和身分認同（identity），都要從荷爾蒙的觀點審視，感受生活。雖然還沒找到正確答案就是了。

千明 這可不是骨折的時候（笑）。身邊過了60歲就骨折的女性正在大幅增加。不管覺得自己有多麼年輕，會折斷的東西就是會折斷。尤其是女性，以往保護骨骼的女性荷爾蒙一旦降低，就離骨質疏鬆症不遠了。

对馬 骨質疏鬆症是骨骼強度和骨質密度下降，以至於容易骨折的疾病。既然全身的骨骼變得脆弱，只需施加輕微

的力道，各個部位就容易骨折。輕輕跌倒一下，就連背骨、腹股溝、膝蓋、腳踝、手腕及手臂根部都容易發生骨折。

千明　常有朋友跌倒後兩手扶地，手腕就骨折了！肋骨、尾骨、腿部也容易骨折。

対馬　之後背骨就會逐漸磨損。背骨後面的骨骼結構複雜，難以磨損，不過前面就會損耗。如此一來背骨就會整個往前彎，背部拱成圓弧形。接著背骨會陸續磨損，形成前彎拱背的駝背，導致腰痛或日常生活動作不靈活……也就是說，生活品質會逐漸降低。從此以後，光是突然一屁股坐下去，大腿骨的根部就容易骨折。骨頭部分和大轉子部分的骨頭粗大，兩者之間卻細小，血液循環又差。即使在骨折當中，現在談到的大腿骨近端骨折也會導致一個人需要旁人看護，也就是所謂的臥病在床。

要小心骨折。即使跌倒，傷勢嚴重的危險性也會很大！

千明　背骨骨折過或是髖關節附近骨折過的人，罹患失智症的風險也會提高。

対馬　要是大骨頭骨折，就會幾乎動彈不得。運動會不足，血液循環會變差，最後就容易引發動脈硬化。再來就是發胖和糖尿病……類似的情況會連續發生。果然最重要的還是讓身體保持在活動自如的狀態。等到骨折再治

就晚了,要維護身體以免骨折。為此就要以運動、精心衡量的飲食及營養為基礎。

千明　骨質密度下降太可怕了!

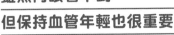
絕對不能等到骨骼變得脆弱!
雖然肉眼看不到,
但保持血管年輕也很重要

対馬　尤其是女性,更年期時骨骼密度會驟然下滑。男性則是會慢慢減少。原本男性的骨骼就粗大,難以骨折,男性的男性荷爾蒙也不會下滑得那麼快,所以骨質密度也會慢慢降低。相形之下,女性原本骨頭就細,骨質密度也低,而且女性荷爾蒙在50歲前後會驟然下滑,變得愈來愈容易骨折。尤其是60幾歲以後真的要小心。

千明　而且除了骨骼之外,就連血管也最好要留意。雖然有人說血管就像橡膠管一樣,卻會因為脂質異常症而劣化。

対馬　沒錯、沒錯。血管就像橡膠管一樣,內側的膜由脂質組成,容易累積膽固醇。類似壞膽固醇或極低密度脂蛋白(VLDL)這樣細小的脂質就會緊黏在內側,就像淤泥一樣變得稠糊,讓血液循環變差,血管變窄,同時橡膠管會逐漸劣化。最後這條管子就會碎裂。要不是出血,要不就是在堵塞後形成血栓栓塞症。假如血壓或脂質一直居高不下,動脈就容易硬化。另外,讓血管保持柔軟的女性賀爾蒙會在更年期降低,要是女性朋友對於血管沒有提高警覺,之後就容易演變成重大的血管和循

環系統問題，造成腦溢血或心肌梗塞這種攸關性命的重大疾病。

千明　動脈硬化也和高血壓、脂質異常症、糖尿病之類的慢性病有關。預防要從30幾歲、40幾歲做起，檢查要從40幾歲、50幾歲做起。然後從60幾歲開始……。

対馬　60幾歲以後，任誰都會罹患這種病！假如真的覺得必要，最好是服用降血壓或降脂質的藥物。而動脈硬化的檢查也很重要。我的診所也納入這種檢查，其中包括超音波檢查和心踝血管指數檢查。前者是測量血管壁厚度，觀察頸動脈的分歧處是否形成斑塊和瘤狀物，後者則是觀測血管的硬度。

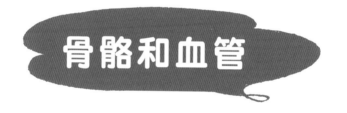

骨骼和血管

千明　就是要以仰臥的姿勢，觀測手臂和腳踝的血壓和脈壓吧。

対馬　這種評估血管的方式非常重要，能夠檢查血管的柔軟度和年輕度。不只是大血管如此，小血管也一樣。血管有90％以上是小血管。血液循環一糟，就會招來組織的老化，真希望微小血管的血液循環是好的。最近我會從指甲根部觀察血液循環，或是透過身上各處推測。藉由視網膜也能看出血管的情況。

千明　微小血管和微血管是一樣的嗎？

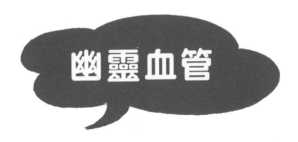

幽靈血管

対馬　微小血管當中也包含微血管、微動脈及微靜脈。男醫師特別喜歡大血管（笑）。心臟內科醫師也經常幫病患看心臟的血管，但會著眼於微小血管的人，果然就只有我們這些女醫師了。

千明　微血管幽靈化這種事很常聽到對吧？

対馬　那叫做幽靈血管（ghost vessel），指的是血流會消失的血管。要是這種狀況持續下去，總有一天會消失。說到血管的疾病，就會讓人想到動脈、靜脈或其他粗大血管的疾病，但在大血管堵塞之前，小血管的血流就會斷絕。所以只要照顧微小血管，改善末端的血液循環，就能對生活習慣引發的疾病防患於未然。

千明　若要保持血管年輕，自己能夠做什麼呢？

対馬　要訣就是飲食的工夫、適度的運動，以及不要累積壓力。論營養，人們常說納豆激胸好，能夠藉由溶解血栓有效預防動脈硬化症。專家也一直在研究這種有益於保護小血管的物質。

千明　「血糖值尖峰」（blood sugar spike）的問題也讓人擔心，要是血糖值暴起暴落，血管就會千瘡百孔。我大概

就屬於這一型。

対馬 血糖值暴起暴落嗎？

千明 雖然脂質沒有問題，動脈硬化卻加重得很厲害，所以才會發生血糖值尖峰的現象吧。要是進食後屢次出現尖峰，短時間內血糖變高，身體各處的動脈硬化就會加重，傷害血管……。即使沒有糖尿病也要重視飲食生活，以免引發血糖值尖峰。

対馬 因為有脂質代謝和醣類代謝為基礎吧。若要說起為什麼，答案就是我們會用脂質或醣類讓腦細胞活動，或是藉由血液循環將五花八門的物質運送到身體各處。為了提供營養給自己珍貴的細胞，就需要這一類代謝系統，要是沒有順利運作，組織就會迅速老化。

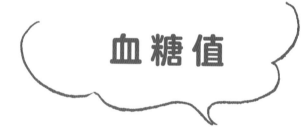

血糖值

千明 啊……所以得努力保護那裡才行！

対馬 年輕時就算什麼都不做也會受到保護，不過到了60歲以上，就是用心、習慣和技巧的差別。其實每個人都會逐漸衰弱。

千明 另外，口腔當中的健康和牙齒也必須留意。要小心的不只是牙周病。因為唾液分泌也會減少，口腔當中會變得乾燥。

対馬 其實，糖尿病、動脈硬化或骨質疏鬆症也會影響口腔當

中的健康。尤其是女性荷爾蒙下降之後，口腔內的環境就會一下子惡化。停經之後，牙周病菌會急遽增加，唾液的自淨作用也會消失，就算以同樣的方式刷牙也會殘留細菌。接著口臭會變得嚴重，牙周病會惡化，牙齒會逐漸脫落。最後牙齒就會掉一大半……落到這種地步的人也不是沒有，不過是遲早的問題罷了。所以該怎麼遏止蛀牙或牙周病加重就非常關鍵。一旦因此惡化成骨質疏鬆症，顎骨就會變得脆弱，還會引發顎骨壞死或顎骨骨折。

口腔問題

千明　哇，連下顎都會骨折……。好恐怖的骨質疏鬆症。不對，之前才說骨質密度下降很可怕的！

対馬　口腔當中的問題不只牙齒。肉眼看得見牙齒，所以大家會覺得「牙齒很重要」，但牙齦或舌頭也會出毛病。而且口腔和腸部相連，口腔內的細菌和腸內細菌會一樣，因此口腔內的健康有時會急遽惡化。不過日本有「80歲留下20顆牙齒」的「8020運動」，雖然以前完全行不通，現在卻號稱是最成功的健康推廣運動。

千明　這也就是說，成功的原因不在於刷牙的習慣已經普及，而是營養狀態改善了對吧？

対馬 沒錯。只要好好攝取營養，衛生方面也保持良好的狀態，牙齒也會長壽。牙齒的鈣和牙齦的營養都要顧及，同時盡量別讓壞菌增加，改善口腔當中的環境。

千明 去除牙結石和牙垢也很重要對吧？要是牙周病變得嚴重，就容易發生心肌梗塞，所以我一個月會去洗牙一次。

「口腔當中的狀態與全身的健康狀態相呼應」這已經是常識了！

対馬 咦，真的？不痛嗎？我原本2個月會洗牙1次，結果醫生告訴我「妳牙齒有點敏感，不需要來那麼多次」（笑）。

千明 我這個人會拚命刷牙刷過頭，所以反而想要常常去洗牙，讓對方幫忙清潔。不然自己就會刷過頭，弄得到處都是刮傷（笑）。

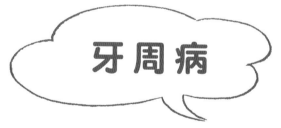

牙周病

対馬 關於口腔內洗淨，洗淨的技術在日本非常落後。其實清潔方式不只是刷牙，還有牙間刷和舌苔刷。將來口腔當中的按摩或舌頭運動也會相當重要。最近這方面的事情，也有一群牙科醫師推動得意外積極。

千明 「全身的狀態與口腔內的狀態相呼應」的觀念普及開來

實在很好。不過，要做的事情就又增加了。以前大家都有空所以沒關係（笑）。從早上就要仔細刷牙，顧及營養好好做飯，細細咀嚼食用，食用完畢後又要充分刷牙……一整天滿腦子竟然都是這種事！

疾病篩檢

对馬　既然持續在做定期篩檢，就不必太神經質了。

千明　沒錯。我也是過來人，該在什麼時候做什麼樣的篩檢，相當大家會拿不定主意。篩檢內容因年齡層而異，胃部負擔大就做胃部內視鏡檢查，之後則是大腸內視鏡檢查，那可是需要勇氣的。

对馬　那做二次篩檢就好了。首先要將「疾病篩檢」視為要緊事。篩檢是負擔最少，多數人都能做的檢查。假如擔心，就在有風險時進入二次檢查。連風險都沒有，就不必頻繁接受胃部或大腸內視鏡檢查了。比如大腸癌篩檢就要接受糞便潛血檢查，要是出現異常就做大腸內視鏡。胃部也一樣，首先可以做ABC檢查，藉由血液檢查評估胃癌的風險。銀劑檢查就沒必要了。做過ABC檢查，之後才輪到內視鏡。附帶一提，乳癌的疾病篩檢是乳房攝影術。假如是緻密性乳房就做超音波，每年要按時進行。

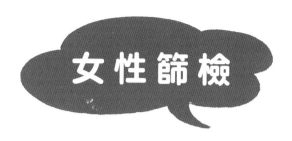

女性篩檢

千明 不用說,擔心遺傳性疾病風險的人,最好是該詳細篩檢
對吧?

対馬 沒錯。不管是誰最好都要先接受疾病篩檢。要記得和
家庭醫師洽詢,查出當事人的風險。每個人的風險不
同,並不是只接受哪種檢查就好了。我診所的「女性篩
檢」,就是優先考慮女性狀況和年齡層所搭配的基礎篩
檢套餐,然後再個別洽詢當事人的風險,衡量其遺傳或
生活習慣等要素,再追加選擇性的檢查。

**40和50幾歲該做的檢查,
與60幾歲做了會比較好的
篩檢有點不同**

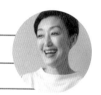

千明 50幾歲和60幾歲一定要接受的篩檢是什麼?

対馬 篩檢要1～2年做1次,婦科類的有子宮頸癌、子宮體癌、
人類乳突病毒,乳癌則有超音波和乳房攝影術。驗血檢
查方面,則有貧血、鐵、鈣、肝腎功能、脂質、醣類以外
的女性荷爾蒙、甲狀腺功能、風溼因子。我們診所還
「女性綜合住院體檢」(抗老住院體檢),追加骨質密

度、腫瘤指數、篩檢胃癌的ABC檢查、大腸癌的糞便潛血檢查等。有些內科的方案則會加上心電圖、胸部X光、糖尿病的胰島素檢查等，能夠妥善核驗。

定期篩檢

千明　甲狀腺檢查或許總是容易讓人忘記！40幾歲以後的女性一定要做甲狀腺檢查。其實甲狀腺的疾病以女性居多，也容易和更年期的症狀搞混，但即使是住院體檢，也多半不會涵蓋進去。還有，眼部篩檢要怎麼做才好？

対馬　眼底和青光眼之類的檢查最好每年做1次，眼科的眼部綜合篩檢還會幫忙做視力、眼壓、眼底及視野檢查等。

千明　腹部超音波也該做做看對吧？

対馬　沒錯，還要檢查肺部。其實胸部X光很難看出肺癌，只能做螺旋電腦斷層掃描或是痰液檢查。

千明　那我就和醫生約下次檢查。因為自己也擔心會有肺癌。雖然覺得沒吸菸的人風險低，卻還沒做過那項檢查。

対馬　我們不必過度神經質，不必過度努力。要跟醫師諮詢自己的年齡或風險，每年檢討篩檢內容。

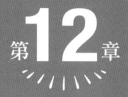

第**12**章

自己的身體自己保護！
每年接受一次
女性篩檢

不分年齡層或性別都在做的「健檢」，
是為了判斷是否健康而設置的方法。
但女性的身體在停經前後和停經之後，無時無刻都會變化，
要記得做考量到女性身體的「篩檢」。
最重要的是找到婦科的家庭醫師，
能夠隨意諮詢自己的健康策略，
以免對將來感到不安。
我們要追求像對馬醫生和千明女士這樣美好的關係。

※此章節內容提及之相關檢查項目是以日本當地為主。

你知道「健檢」和「篩檢」的不同嗎？
40歲以後該接受的「篩檢」

「健檢」是健康檢查的簡稱，指的是確定是否健康。反觀「篩檢」則是要迅速發現和治療疾病，為將來做打算。兩者都非常重要！

每年定期接受1次的「健檢」（健康檢查）要在哪裡做？

健康檢查

健檢（健康檢查）是核驗健康狀態用的檢查方案總稱。根據日本的勞動安全衛生法，員工有義務每年接受1次定期健康檢查。另有每年1次的「特定健康檢查」（又稱為特定健檢、新陳代謝健檢），以40～74歲加入醫療保險者為對象。有些醫療機構會將「健檢」制定成一般的檢查方案。

住院體檢

住院體檢也是健康檢查之一，在日本沒有法定義務，全憑個人的意願接受診療，所以基本上是自費，不過最近也有工作單位會補助費用。與一般健檢或特定健檢相比，有些設施會準備多種方案，連內視鏡、電腦斷層掃描、磁振造影或其他影像檢查也包含在內，目的多半是要早期發現疾病。

請務必利用全日本地方政府實施的「篩檢」制度

5大癌症篩檢

市區町村實施的篩檢稱為「對策型篩檢」，以登記在案的居民為對象。建議各位配合年齡接受篩檢，男性做3種，女性做5種，費用為免費或部分負擔。

市區町村的「對策型癌症篩檢」內容

種類	檢查項目	對象	受診間隔
胃癌篩檢	除了問診之外，還加上胃部X光檢查或胃內視鏡檢查	50歲以上（目前胃部X光可以在40歲以上施行）	2年1次（目前胃部X光檢查可以每年施行1次）
子宮頸癌篩檢	問診、視診、子宮頸部的細胞診和內診	20歲以上	2年1次
肺癌篩檢	提問（問診）、胸部X光檢查和痰液細胞診	40歲以上	每年1次
乳癌篩檢	問診和乳房X光檢查（乳房攝影術）※不建議視診和觸診	40歲以上	2年1次
大腸癌篩檢	問診和糞便潛血檢查	40歲以上	每年1次

出處：厚生勞動省網站〔癌症篩檢的種類〕

盤點從停經前後會需要做的篩檢！

女性篩檢（婦科篩檢）

- ●乳癌篩檢
  （乳房攝影術）
  （乳腺超音波）
  （乳房視診暨觸診）
- ●子宮頸癌篩檢
- ●人類乳突病毒檢查
- ●子宮體癌篩檢
- ●陰道超音波
- ●女性荷爾蒙檢查
- ●甲狀腺功能檢查
- ●AMH
  （卵巢年齡／抗穆勒氏管荷爾蒙）檢查
- ●膠原病檢查
- ●風溼因子檢查
- ●骨質密度檢查
- ●心踝血管指數檢查

什麼是專為女性設計的篩檢方案並沒有定義。單獨的「子宮頸癌細胞診」會稱為婦科篩檢，只有乳癌和子宮頸癌的方案也很常見，但這主要是未滿40歲的情況。尤其是更年期以後，更需要子宮體癌檢查。檢測卵巢異常的陰道超音波，有時也會標示為「卵巢癌篩檢」。另外，女性荷爾蒙檢查和AMH檢查則是用來識別更年期階段，是發現更年期及更年期後容易罹患的疾病時不可或缺的項目。假如是在停經之後，也要接受「心踝血管指數檢查」評估動脈硬化。

篩檢率低是個大問題，能夠保護自己的就是自己！

以下的問卷調查是針對1000名以上適逢更年期的女性，從中可以明顯看出篩檢率很低。尤其是癌症，早期發現會比任何最尖端的治療還有效。我們要牢記這一點，朝篩檢邁出一步！

過去2年以內做過的篩檢是什麼？

**日本子宮頸癌和乳癌的
篩檢率都在平均值以下！**

日本的篩檢率比外國低太多。照理說子宮頸癌和乳癌要有40幾%，這次的結果卻比想像中更低。

沒有做篩檢的理由是什麼？

**得沒必要、太貴、嫌麻煩？
關鍵在於具備正確的知識**

照理說篩檢很有必要，卻因為錯誤的解釋而不做，這就是調查結果所凸顯的事實。我們一定要學習正確的知識，再去篩檢！

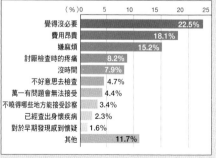

（%）0	5	10	15	20	
婦科篩檢					21.0%
乳癌篩檢（乳房攝影術）			11.1%		
當地的特定健康檢查			10.6%		
乳癌篩檢（超音波＋乳房攝影術）			10.3%		
大腸癌篩檢			9.8%		
胃癌篩檢			9.6%		
住院體檢		8.2%			
乳癌篩檢（超音波）		6.7%			
肺癌篩檢		5.9%			
其他		6.9%			

（%）0	5	10	15	20	25
覺得沒必要					22.5%
費用昂貴				18.1%	
嫌麻煩			15.2%		
討厭檢查時的疼痛		8.2%			
沒時間		7.9%			
不好意思去檢查	4.7%				
萬一有問題會無法接受	4.4%				
不曉得哪些地方能接受診察	3.4%				
已經查出身懷疾病	2.3%				
對於早期發現感到懷疑	1.6%				
其他		11.7%			

出自集英社網路媒體《OurAge》的讀者問卷調查（2020年4月實施／回答者1154人，平均年齡48.7歲）

乳癌篩檢&子宮癌篩檢

就算什麼都不做，起碼也要接受乳癌和子宮癌篩檢。市區町村實施的篩檢會補助篩檢費用，請洽各個地方政府機關的網站。

乳癌篩檢

乳房攝影術

還可以發現微細鈣化！
能夠掌握乳房整體狀況的X光檢查

乳腺超音波檢查

有利於發現緻密性乳房人士的癌症
選擇這個即可詳加診斷重點部位

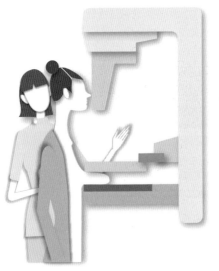

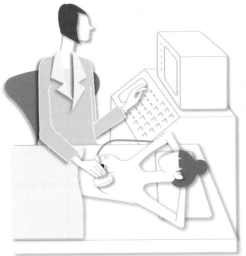

癌症的特徵在於微細鈣化，只有乳房攝影術可以發現這個現象。檢查時要用壓迫板夾住乳房，所以有些人會覺得疼痛。40歲以上有緻密性乳房（右頁）的人也有所減少，優點就會放大。

這種檢查方法的特徵在於，就算停經前發達的乳腺很多，做起來也不會痛，容易發現癌症。反觀缺點則是難以發現沒有形成疙瘩的癌症。檢查之後連無需治療的良性病變也會篩出來，必須留心分辨。

40歲以上任誰罹患乳癌也不奇怪
最好合併施行乳房攝影術和超音波檢查

　　地方政府實施的對策型癌症篩檢（參照P242）當中，乳癌篩檢的部分就只有乳房攝影術。乳房攝影術的弱點在於難以發現藏在厚實乳腺當中的乳癌。因此醫生通常會建議乳腺發達的年輕族群施行超音波檢查，40歲以上則做乳房攝影術。但40歲以上為好發年齡，也可能有緻密性乳房，所以應該接受兩種檢查。假如怕痛不敢做乳房攝影術，至少每年要將乳房攝影術和超音波輪流換著做。

自己有沒有緻密性乳房？
最好趁著乳癌篩檢時問問看

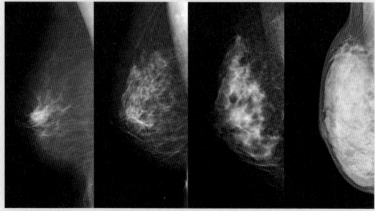

脂肪性　　乳腺鬆散　　緻密但不均勻　　極為緻密

緻密性乳房指乳腺（乳管、小葉）的比例多於脂肪的乳房。「緻密但不均勻」和「極為緻密」就屬此類。不過，除了乳房攝影術的影像之外很難診斷出這種情況，所以地方政府的對策型癌症篩檢通常不會通知。做對策型以外的篩檢，聽取結果說明時直接詢問醫師，才是明智的做法。

照片提供：NPO法人　乳癌影像診斷網

2 子宮癌篩檢

有了細胞診、超音波及內診就無懈可擊！
除了子宮頸癌之外，還要做子宮體癌和卵巢檢查

　　許多子宮癌的篩檢幾乎都會查驗子宮頸癌，然而近年來在40幾歲以上女性當中增加的反而是子宮體癌，顯然兩種篩檢都該做。另外，既然難得要做內診，不妨同時檢查卵巢是否異常，這樣也會降低卵巢癌的風險。

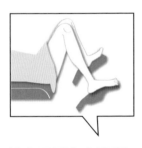

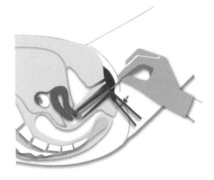

檢查只要在內診臺做一次就行！

許多人對內診臺感到抗拒，但是子宮癌的篩檢無須另行移動，一次就結束。連難為情的時間都沒有，轉眼就做完了。

篩檢頸癌和體癌時，要將一種叫做陰道鏡的器具插進陰道。再以肉眼觀看陰道壁或子宮口，或是插入器具，擷取子宮頸部和子宮內膜的細胞。

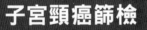

子宮頸癌篩檢
（子宮頸部的細胞診檢查＋人類乳突病毒檢查）

子宮頸癌篩檢受到厚生勞動省推薦，屬於子宮頸部的細胞診，涵蓋婦科專科醫生施行的內診。雖然自行採取子宮頸部的細胞，郵寄到檢查機構也是個辦法，但誤診率也很高，要先了解這一點。

子宮體癌篩檢
（子宮內膜的細胞診檢查）

子宮體癌篩檢是要取出子宮深處的子宮內膜細胞做檢查。有些人多多少少會感到疼痛。將整個人放鬆，釋放身體的力量，是減輕疼痛最大的關鍵。

陰道超音波檢查

陰道超音波是將拇指寬的探針（棒狀的器具）插進陰道內，藉由放映的影像觀察子宮或卵巢。不會疼痛，要在癌症篩檢前後進行。從這時也會發現是否有子宮肌瘤、子宮腫瘤、卵巢腫脹、癌症或其他病變。

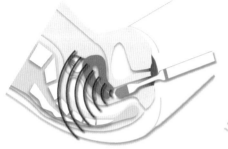

這種方法會使用陰道專用的細長探針，再透過螢幕畫面觀察。其特徵在於從腹部上方可以看得更清楚。

內診

內診就是在觸診的時候，藉由手指確定子宮或卵巢的形狀或位置。內診是婦科檢查的基本項目，是發現子宮肌瘤、內膜異位症、息肉、卵巢腫瘤及其他病變的絕佳良機！

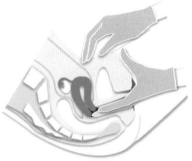

一隻手的手指放進陰道內，另一隻手則從腹部上方按壓，形成包夾的動作。按壓是否會導致疼痛也是要檢查的項目之一。

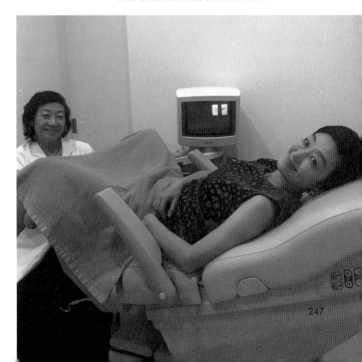

対馬醫生和千明女士也是患者和主治醫師的關係，定期篩檢更是少不了。躺在內診臺上露出的那副笑容，是代表篩檢的結果很好嗎？

出自集英社網路媒體《OurAge》「吉川千明快樂女神專案」

247

過了40歲一定要定期檢查！

篩檢項目一覽

※檢查費用依日本當地醫療機構而異。預估值有時會出現健保診療與自費診療混合的情況。

診療科目	檢查名稱	檢查方法	內容、檢查項目	備考	檢查費用預估
諮詢	綜合健康諮詢	拿病歷表和原本的醫師諮詢	諮詢平常的身體狀況或令人擔憂的症狀		主要包含在篩檢之內
婦科	子宮頸癌篩檢	細胞診	採取子宮頸部的細胞	有地方政府篩檢	3,000～6,000日圓
	人類乳突病毒檢查	細胞診	是否感染會導致子宮頸癌的病毒		3,000～5,000日圓
	內診	用手指觸診	檢查子宮或卵巢的狀態		與其他篩檢搭配成套餐
	陰道超音波檢查	將探針（超音波發射器）插入陰道	檢查子宮肌瘤、子宮內膜異位症、卵巢腫瘤等		3,000～4,000日圓
	衣原體檢查	細胞診	檢查性感染症		4,000～6,000日圓
	荷爾蒙檢查	血液檢查	測量女性荷爾蒙（濾泡刺激荷爾蒙、黃體生成荷爾蒙、雌二醇）和男性荷爾蒙的數值		5,000日圓～
	子宮體癌檢查	細胞診	檢查子宮內膜		5,000～9,000日圓
乳腺（外）科	乳房攝影術	乳房專用X光攝影	找出疙瘩或鈣化等異物	有地方政府篩檢	5,000～10,000日圓
	乳房視診暨觸診	用眼和手檢查	檢查大疙瘩或分泌物		1,000日圓～
	乳腺超音波	乳腺超音波	檢查小疙瘩		3,000日圓～

內科·骨科	骨質密度（骨質疏鬆症）檢查	有多種檢查方法	DXA法（使用兩種X光，著重測量腰椎和髖關節〔大腿骨頸部〕）。除此之外還有簡單的MD法或超音波法等		1,000日圓～
牙科	洗牙	去除牙垢、牙結石、染色	預防蛀牙和牙周病		5,000～20,000日圓
	牙科住院體檢	口腔外、口腔內檢查等	延長牙齒的壽命、預防蛀牙和牙周病，以及為全身健康著想		10,000日圓～
眼科	眼科篩檢	視力檢查、眼壓檢查、視野檢查、眼底檢查等	除了檢查老花眼、白內障、青光眼、老年性黃斑部病變、飛蚊症、視網膜剝離之外，還會檢查糖尿病或高血壓等眼科疾病		3,000日圓～
耳鼻喉科	聽力檢查	有多種檢查方法	年老造成的聽力低落或疾病		1,000日圓～

診療科目	檢查名稱	檢查方法	內容、檢查項目	備考	檢查費用預估
內科	全血細胞計數	血液檢查等	測量屬於血液中細胞成分的紅血球、白血球、血小板的數量和大小，並測量血紅素濃度和血球容積比等。		各200日圓～
	生物化學（肝功能、腎功能、胰臟功能、脂質、血糖值等）	血液檢查等	測量AST、ALT、γ-GTP、尿素氮、肌酸酐、澱粉酶、胰臟脂酶、肌酸激酶、CK-MB、葡萄糖、糖化血紅素、糖化白蛋白、尿酸、總膽固醇、中性脂肪、好膽固醇、壞膽固醇、總蛋白、白蛋白、鐵、鋅等的數值		
	發炎反應	血液檢查	藉由C反應蛋白（CRP）的數值檢測體內的發炎		
	甲狀腺功能檢查	血液檢查	藉由甲狀腺荷爾蒙（游離型三碘甲狀腺素、游離型四碘甲狀腺素、促甲狀腺荷爾蒙）檢測甲狀腺功能的異常		
	抗核抗體檢查	血液檢查	檢測膠原病的風險		
	風溼因子	血液檢查等	檢測有沒有關節風溼因素。詳細情況要配合尿液檢查或X光檢查來判斷		
	延遲性過敏測試（食物過敏）	血液檢查	這個項目檢測的不是一般的食物過敏（免疫球蛋白E〔IgE〕抗體），而是免疫球蛋白E抗體反應造成的食物過敏		20,000日圓～
	ABC檢查（胃癌風險）	血液檢查	查驗將來胃癌發作風險的檢查之一		3,500日圓～
	4種腫瘤指數	血液檢查	4種癌症（肝臟、胰臟、大腸、卵巢）的輔助性檢查		6,000日圓～
	尿液檢查	尿液採集	檢測尿蛋白、尿潛血、尿糖		500日圓～
	心電圖	接上電極監控	檢測心臟的狀態		150日圓～
	胸部X光	X光檢查	檢測肺部、心臟及大動脈的狀態	有地方政府篩檢	1,500日圓～
	低劑量肺癌電腦斷層掃描檢查	胸部電腦斷層掃描	檢測早期的肺癌		5,000日圓～
	胃癌篩檢	內視鏡或X光	檢測胃部的狀態	有地方政府篩檢	10,000日圓～
	幽門螺旋桿菌檢查	多種	檢測會引發胃炎、胃癌等毛病的細菌		依檢查而定
	大腸癌篩檢	糞便潛血	檢測大腸癌發作的風險	有地方政府篩檢	500日圓～
	大腸內視鏡檢查	內視鏡	從肛門診斷腸子的內部		6,000日圓～
	心踝血管指數檢查	仰臥測量	藉由血壓和脈搏檢查動脈硬化		400～1,500日圓
	腰圍測量	測量肚臍周圍	新陳代謝症候群		與其他篩檢搭配成套餐
	頸動脈超音波	超音波	檢測頸動脈是否肥大或有斑塊		1,000～5,000日圓
	頭部磁振造影等	頭部磁振造影	檢測是否有腦溢血、腦梗塞、腦腫瘤或腦萎縮等症狀		7,500～30,000日圓

※某些地方政府機關允許以免費優惠券或部分負擔的方式，施行上述的部分篩檢項目。

Epilogue

停經，

是讓女性成長的事物。

女性荷爾蒙這位守護神不在了，

接下來要用什麼方法保護自己呢？

更年期就是要思考這件事。

光是默默等待風暴過去，

就只會逐漸老化。

「即使年紀大了也很美。」

「年齡增長之後更顯光輝。」

讓我們變成受人這樣稱讚的女人吧。

罹患乳癌、子宮癌或其他癌症的日本女性逐年增加，癌症篩檢率與各個國家相比卻低得驚人。假如詢問不去篩檢的理由，前幾名的就是「害怕發現是癌症」這種本末倒置的回答，真不可思議。害怕的東西不去看，不願設想是癌症。沒有好好面對自己的「更年期」也一樣，實在令人遺憾。

　　我們要更加認識自己的身體和女性荷爾蒙。雖然許多地方有點難懂，但是了解女性荷爾蒙，是豐實未來人生的第一步。將來遇到無預警的不適或疾病時，不知道應該採取什麼對策時，請各位一定要打開這本書。期盼這本書能夠成為妳小小的護身符……

对馬瑠璃子　吉川千明

对馬ルリ子　吉川千明

我的病歷表1

	西元(民國)年						
	年齡						
身體測量	身高						
	體重						
	身體質量指數（BMI）						
	腰圍						
婦科	子宮頸癌						
	子宮體癌						
	內診						
	衣原體						
	人類乳突病毒						
	陰道超音波						
	女性荷爾蒙 雌二醇／濾泡刺激荷爾蒙／黃體生成荷爾蒙						
乳腺外科	風溼因子						
	乳房攝影術						
	乳房視診暨觸診						
	乳腺超音波						
牙科	牙齒、口腔、洗牙等						
眼科	視力、眼壓、眼底等						
耳鼻喉科	聽力等						

妳是否搞不清楚什麼時候做過哪種檢查呢？這份「我的病歷表」就是紀錄檢查日期和數值用的表單。每當接受健康檢查或定期篩檢，就要將結果填寫進去。從背面的QR碼下載PDF檔，再列印出來之後，不管多少張都可以重複利用。

從停經前後起的這段時期，身體將會產生前所未有的變化。要自己確實掌握數值的變化，以便醫師能夠說明其中的意義。藉由比較和觀察數值，也可以判斷下次該接受什麼檢查。我們要擁有自己的健康自己守護的意識，為將來的人生做準備。

	西元（民國）年				
	年齡				
內科	血壓 收縮壓／舒張壓				
	尿液檢查 尿糖／尿蛋白／ 尿潛血				
	糖化血紅素				
	AST（GOT）				
	ALT（GPT）				
	γ-GPT（γ-GT）				
	中性脂肪				
	總膽固醇				
	好膽固醇				
	壞膽固醇				
	紅血球數				
	血色素數				
	血球容積比				
	白血球數				
	血小板數				
	肌酸酐				
	eGFR				
	尿酸				
	心電圖				
	胸部X光				
	眼底				
	甲狀腺荷爾蒙 游離型三碘甲狀腺 素／游離型四碘甲 狀腺素／促甲狀腺 荷爾蒙				
	風溼因子				
	骨質密度				

備忘錄（關於自己）

月經	初經年齡	歲	停經年齡	歲
既往病歷	年齡	病名		
手術經歷	年齡	手術名		有無輸血
過敏 （藥物、食物、其他）				
服用中的藥物				
營養劑				
煩惱或不適				

「備忘錄」是紀錄自己和親戚病歷的表單，假如能夠事先查詢以上的項目再寫進去就會很方便。接受醫療機構的診療時，就不必耗費心力填寫病歷表。雖然也可以直接填寫，但從左邊的QR碼下載PDF檔，再列印出來之後，不管多少張都可以重複利用。

https://bit.ly/2XVVoj4

備忘錄（關於親戚）

家人的病歷		
乳癌	母　父　祖母　祖父　姊妹　兄弟　伯（叔）母、父　堂兄弟姊妹	
卵巢癌	母　祖母　姊妹　伯（叔）母　堂姊妹	
（　　）癌		
（　　）癌		
（　　）癌		
（　　）癌		
（　　）癌		
（　　）癌		
（　　）癌		
（　　）癌		
（　　）癌		
其他病歷	關係	病狀／死亡
高血壓		
糖尿病		
脂質異常症		
心臟病		
腎臟病		
肝臟病		

＊建議各位事先核對家人或親戚中是否有人罹患過容易遺傳的癌症（乳癌、卵巢癌、大腸癌、骨軟部腫瘤、皮膚癌、泌尿器癌、腦腫瘤、內分泌腫瘤等）。尤其是乳癌，假如罹患乳癌的血親符合下列項目之一，擁有乳癌基因的可能性比一般人高，需要查驗。

□未滿40歲就出現乳癌症狀的人。
□無論年齡多大，出現卵巢癌症狀的人。
□男性當中出現乳癌症狀的人。
□父系或母系任一方家系當中，有兩名以上出現乳癌或卵巢癌症狀的人。

39~63歲‧圖解更年期全書

婦科權威＆美容師親身經驗，從荷爾蒙帶你
輕鬆了解症狀／療法／舒緩／調理／美容

作者対馬瑠璃子‧吉川千明
插畫設計内藤倫子　**攝影**藤澤由加
原文蓮見則子
譯者李友君
主編吳佳臻
責任編輯黃雨柔
封面設計羅婕云　**內頁美術設計**林意玲

發行人何飛鵬
PCH集團生活旅遊事業總經理暨社長李淑霞
總編輯汪雨菁
行銷企畫經理呂妙君
行銷企劃專員許立心

出版公司
墨刻出版股份有限公司
地址：台北市104民生東路二段141號9樓
電話：886-2-2500-7008／傳真：886-2-2500-7796
E-mail：mook_service@hmg.com.tw
發行公司
英屬蓋曼群島商家庭傳媒股份有限公司城邦分公司
城邦讀書花園：www.cite.com.tw
劃撥：19863813／戶名：書蟲股份有限公司
香港發行城邦（香港）出版集團有限公司
地址：香港灣仔駱克道193號東超商業中心1樓
電話：852-2508-6231／傳真：852-2578-9337
城邦（馬新）出版集團 Cite (M) Sdn Bhd
地址：41, Jalan Radin Anum, Bandar Baru Sri Petaling, 57000 Kuala Lumpur, Malaysia.
電話：(603)90563833／傳真：(603)90576622／E-mail：services@cite.my

參考文獻
《荷爾蒙補充療法準則 2017 年版》（日本產科婦科學會）
《疾病看得見 vol.9 婦科、乳腺外科》（MEDIC MEDIA）
《產科與婦科 Vol.84 No.12》（診斷與治療社）
《熟知荷爾蒙補充療法Q＆A手冊 2019》
（NPO 法人女性的健康與更年期協會）

製版‧印刷藝樺設計有限公司‧漾格科技股份有限公司
ISBN978-986-289-780-5‧978-986-289-785-0（EPUB）
城邦書號KJ2078　**初版**2022年11月
定價420元
MOOK官網www.mook.com.tw
Facebook粉絲團
MOOK墨刻出版 www.facebook.com/travelmook
版權所有‧翻印必究

國家圖書館出版品預行編目資料
39~63歲.圖解更年期全書：婦科權威&美容師親身經驗,從荷爾蒙帶你輕鬆
了解症狀／療法／舒緩／調理／美容／対馬瑠璃子, 吉川千明作；李友君譯. -- 初
版. -- 臺北市：墨刻出版股份有限公司出版：英屬蓋曼群島商家庭傳媒股份
有限公司城邦分公司發行, 2022.11
256面；14.8×21公分. -- (SASUGAS；78)
譯自：「閉経」のホントがわかる本 更年期の体と心がラクになる！
ISBN 978-986-289-780-5(平裝)
1.CST: 更年期 2.CST: 荷爾蒙 3.CST: 婦女健康
417.1　　　　111016802